腰痛は「たった1つの動き」で治る!

吉田始史　高松和夫=監修

講談社+α文庫

はじめに

本書は、私にとって5冊目の著書です。本来、私の専門分野である武道の動きを説明したものを含めない、姿勢に関して書いたものとしては3冊目となります。

私が本書で紹介している内容は、長年、武道での合理的な動きを研究するなかで、その動きのエッセンスは健康に直結するものであると確信し、その確信を実際に医療の現場に役立ててきているものです。

「知識よりも経験、経験よりも結果」と思う傾向が強い私は、実際に使ってみてダメなものは省くという繰り返しでこれまで進んできております。私の理論は、武道においても腰痛の予防改善にしても、「何かをして答えを導き出す」のではなく、「はじめに答え（結果）ありき」なのです。ひらめきで実行。効果があると「何故？」と、その原因を解剖学的、生理学的に研究して答えを出す。ですからあまり間違いがないのです。

まずは実践。本書を読んでくださる皆さんも、これは効きそうだと思うだけでなく、ぜひ実行して、「たった1つの動き」の効果を、腰痛をはじめ健康に少しでも役立てていただけたら望外の幸せです。

吉田始史

Part 1

その腰痛対策は間違いです！

Part 2

すべての不調は「仙骨締め」で解消できる！

Part 3

実践！「仙骨締め」で腰痛を封じる

Part 4

症状別トラブル解消メニュー

Part 1

その腰痛対策は間違いです！

いつまでたっても治らない、
何をしてもまたぶり返す
あなたをしつこく悩ませる腰痛。
でも、腰の痛みを長引かせているのは
実はあなた自身かもしれません。
間違った対策をいくら講じても
時間とお金がムダになるだけ。
今度こそ腰痛を根本から治すために
まずは正しい知識を身につけましょう。

そもそもなぜ腰痛になるのか

いろいろやっても治らない腰痛の謎

現在では日本人の4人に1人は、腰痛を抱えているといわれます。実は、私もその一人でした。武道の指導や介護の仕事をしているので、確かに体を酷使し、無理な体勢をとることも多いかもしれません。しかし、人一倍体を使う一方で十分な休息をとり、ケガの予防や体調管理に気をつけてもいます。

そんな私でさえ腰痛になる。腰というのはそれほど〝やわなもの〟なのでしょうか。そもそも腰痛とはいったい何でしょう。読んで字のごとく「腰に痛みを感じる状態」。内科的疾患や事故などによる外傷に起因することもありますが、大半は、腰部に負担のかかる動作によって引き起こされます。つまり直接的な原因は、腰への衝撃。わかりやすくいうと、睡眠中に無理な姿勢をとったため首筋が痛くなる「寝違え」が、腰部で発生したというわけです。

「こし」という字は「月《にくづき》」に「要《かなめ》」と書きます。もともと「要」は人が体の中央に両手をあてた形を表し、「こし」の意味に用いられていたとか。古来から「腰は体の

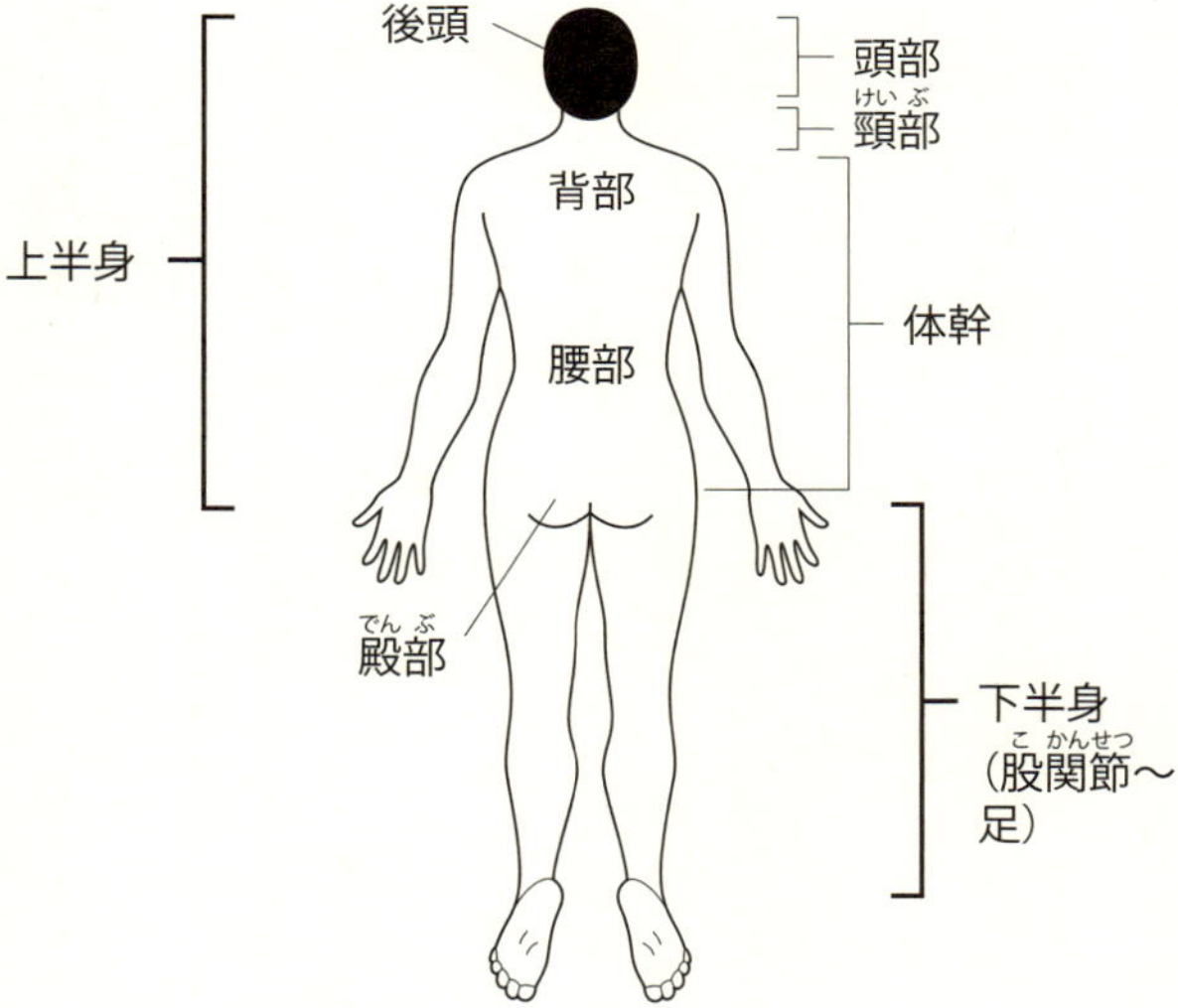

要所」なのです。ただでさえ上半身の重さを支えなくてはならないうえに、私たちがふだんなにげなくやっている動作が腰にかなりのストレスをかけているのです。ふつうに立っている状態を基準にすると、顔を洗う際などに中腰になったときに腰にかかるストレスは1・5倍。立っているより楽なように思える、椅子に座った姿勢でも、1・4倍ものストレスがかかっているのです。

腰痛は進化がヒトに与えた試練

常に腰のあたりに鈍い痛みやだるさがある人、よくなったと思ったらすぐに痛みがぶり返す人、症状や痛みの程度は違っても、とにかく早く治したいと誰もが思っていることでしょう。かくも私たちを悩ませる腰痛ですが、一説によると、先天的な骨格形成異常やケガに起因せず腰に慢性的な痛みがある〝腰痛持ち〟は、人間だけなのだとか。同じ脊椎《せきつい》動物でも、サルや犬、猫といった動物には腰痛は起こらないというのです。

背骨があれば腰がある。ならば犬や猫にも〝腰痛持ち〟がいてもよさそうに思えますが、そうではない。それはなぜか。人間は、唯一の直立二足歩行する脊椎動物だからです。二本の足で立つことで、脳が飛躍的に発達し、人類は、今日の繁栄を手に入れたといわれています。

ただ、ここで疑問を抱く人もいるでしょう。同じ人間でも、腰痛にならない人もいる。また、家族でも、腰痛になる人とならない人がいる。それならば、まったくの他人でも腰痛持ちには何か共通点があるとも考えられます。そして、その共通点に、腰痛を根本から治す「コツ」が隠されているのです。

直立二足歩行の功罪

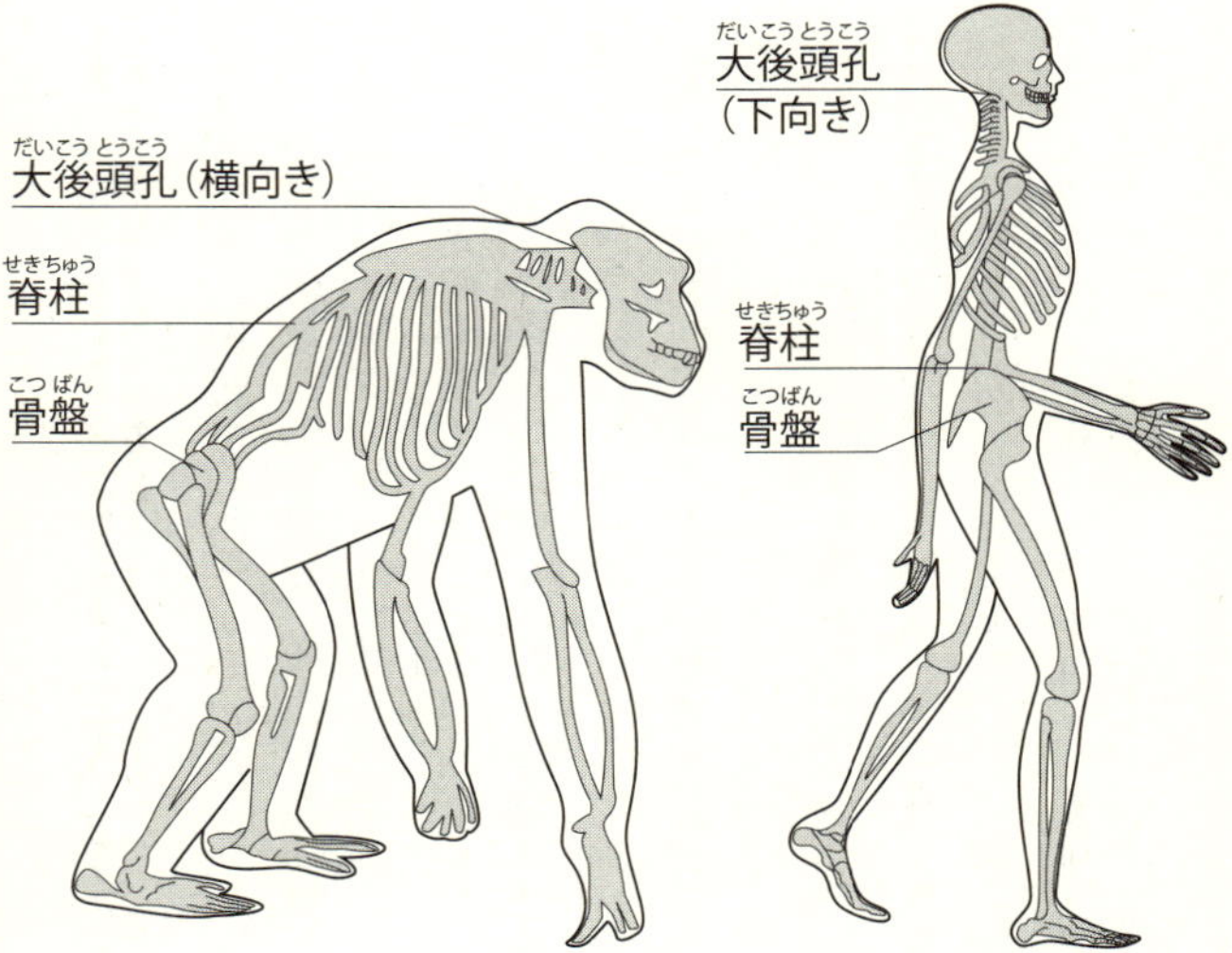

人類は、直立二足歩行により喉《のど》の構造が変化して脳が飛躍的に発達、手も自由に使えるようになり、高度な思考、言語を得ました。ところが、その一方で、飲食物と呼吸気が同じところを通り、食べ物で窒息死したり、誤嚥《ごえん》性肺炎になってしまう喉の構造を持つ、唯一の陸生ほ乳動物なのも「ヒト」。この喉の構造と「腰痛」は、直立二足歩行が人類にもたらした試練といえるでしょう。

病は「尻」から始まり、「尻」で治す！

生物の進化は、非常に複雑なものです。だから、「直立二足歩行」が人類に繁栄をもたらした唯一の源ではないにしても、他の脊椎動物と骨格を比較すると「腰痛」の原因に大きく関わっているのは明らかです。サルもときには二本足で立ち、歩きますが、膝は曲がったままの姿勢で、ときどき地面に手をついて体を支えていますから、足だけで体を支えて真っ直ぐに立っている人間の二足歩行とは程遠いものです。

ところで、人間の直立歩行を可能にした立て役者は何だと思いますか？　それは、殿筋《でんきん》、すなわちお尻の筋肉です。お尻の筋肉が発達することで、大腿骨《だいたいこつ》が後ろにひっぱられ直立できるようになったのです。

人間が立って歩けるのは、殿筋が発達したおかげ。そして、この殿筋は、腰痛にも深く関わっている筋肉なのです。殿筋は、上半身、下半身の境目となる股関節、その股関節とつながる骨盤を背面から支えています。さらに骨盤には背骨がのり、背骨は肋骨《ろっこつ》、頸椎《けいつい》、頭蓋骨《ずがいこつ》とつながるというように、体は、骨も筋肉も皮膚もすべてがつながり、相互に支え、連携して働いています。どれも大切なことに変わりありません

お尻の筋肉（殿筋）

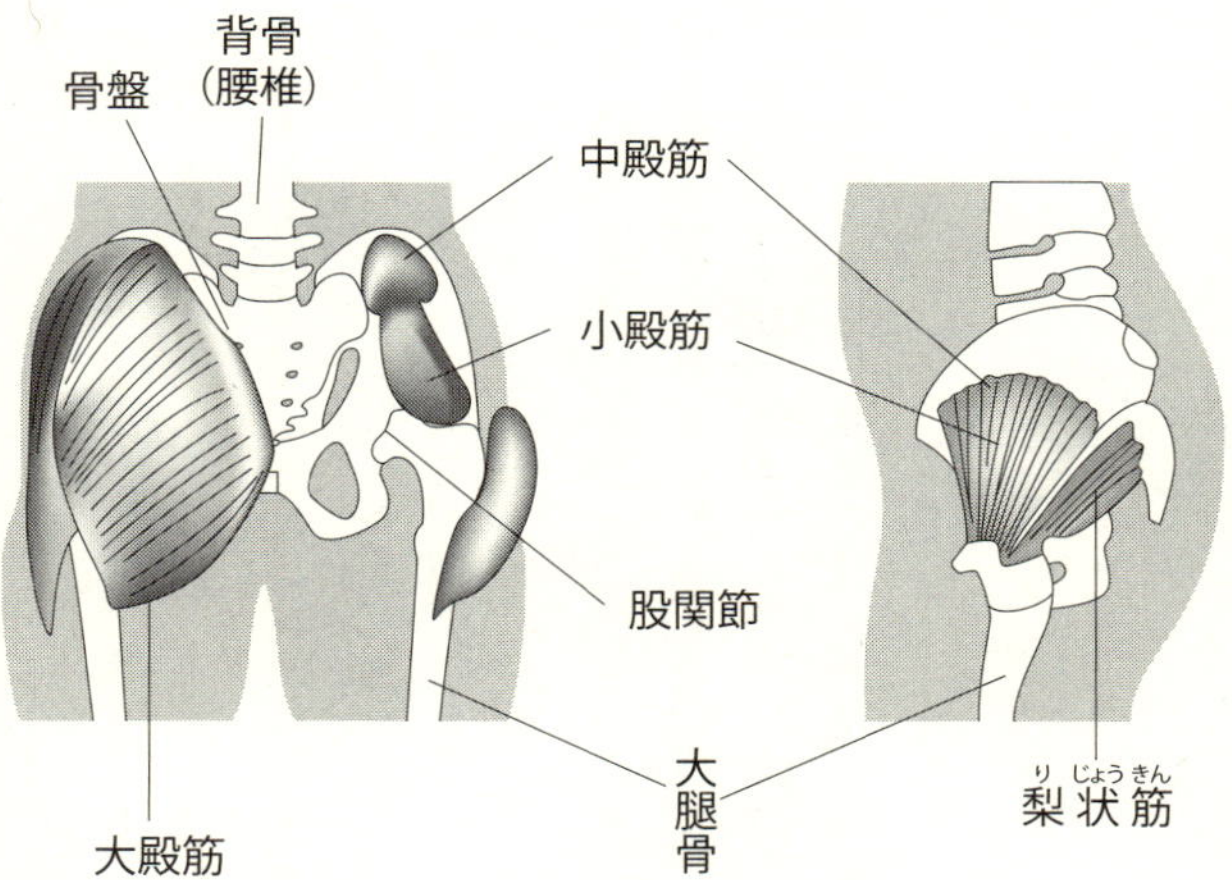

が、とくに殿筋は非常に重要な位置にある筋肉なのです。殿筋が支えている骨盤は、上下の骨とつながる体の〝舵《かじ》取り〟であり、生殖器をはじめ臓器を守る〝器〟でもあります。お尻の筋肉が弱くなれば、まず歩くときに体のほかの部分に負担がかかります。骨盤を支える力も当然弱まり、舵取りがうまくできずバランスが悪くなると、背中が丸くなったり、重心が左右どちらかに偏ったりして、首、肩、腰、股関節などある一部分に負担が集中。どこかに痛みがあっ

て体が動かしづらくなるにつれ、筋力の低下は全身規模で広がり、血流やリンパの流れも悪くなります。すると、代謝が低下する、内臓の働きが鈍くなるという〝負の連鎖〟が始まるのです。

腰痛の源はお尻、極端にいえば「病は尻から」と言っても過言ではありません。二本足で立ち、歩く人間には、殿筋の強化が不可欠だと私は考えています。本書では、この殿筋強化を誰もが簡単に、確実にできる方法をじっくり解説していきますが、筋力の重要性を知っていただくために、ここでちょっとしたテストを紹介しておきましょう。腰痛封じはまず己を知ることから。自分の筋肉の状態を把握しておくことは、腰痛を根本から治すためだけでなく、健康管理にもつながります。左は、全身の筋力と左右の筋力バランスをチェックする方法です。動作や回数は無理のない範囲で行ってかまいません。また、現在、強い腰痛、膝痛のある方は、テストを行わず先に進んでください。

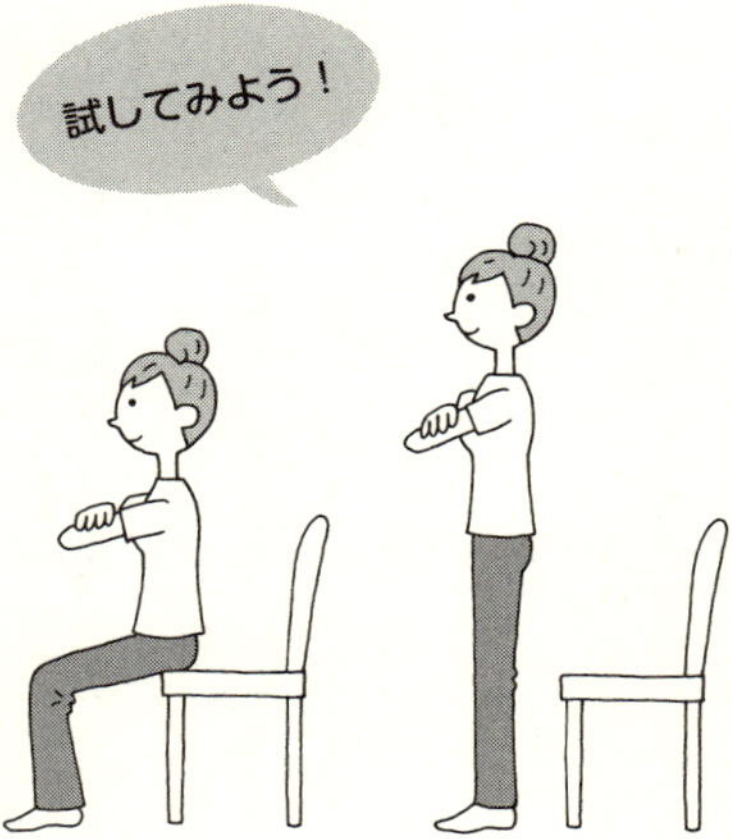

全身の筋力チェック

背筋を伸ばして椅子に座り、胸の前で腕組みする。そのまま立ち上がり、膝が完全に伸びたら素早く座る。この動作を10回くり返すのにかかった時間を測ります。
左表の自分の年代、性別に該当する数値が、計測時間と同じくらい（±２秒前後）なら筋力は平均的、短い場合は平均以上、長くかかった場合は筋力が平均より低下していると判定されます。

性・年代別時間　（秒）／ 10回

年代	30歳代	40歳代	50歳代	60歳代
男性	9秒	10秒	12秒	13秒
女性	9秒	10秒	12秒	16秒

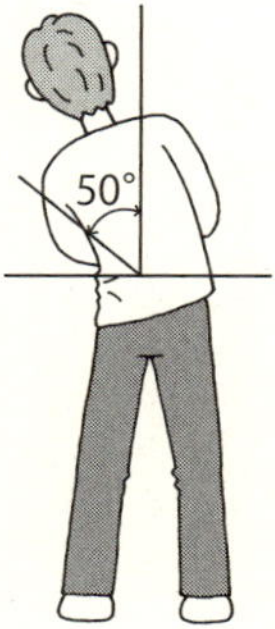

左右の筋力のバランスチェック

背骨を支える左右の筋力のバランスを判定するテスト。足を腰幅に広げて立ち、胸の前で腕を組み、上体を右側、左側へと倒す。側屈する際、反対側の足を床から離さないこと。左右それぞれ50度程度まで、同じくらいバランスよく倒れればＯＫ。どちらか一方だけ角度が浅くなる場合は、左右の筋力のバランスが崩れていると判定されます。

腰痛は自分で治せない、はウソ

皆さんの中には、これまで腰痛治療のために時間とお金をかけてきた方がたくさんいることでしょう。腰が痛いときは、多少お金がかかっても早く痛みから逃れたいと思って当然。実際、専門家に委《ゆだ》ねれば、つらい痛みがスーッとひいていきます。そして、必ずといっていいほど「再発しないように運動してください」といわれるはず。運動するには時間がかかるし、人によってはスポーツジムに入会したり、トレーナーの指導を受けたりと出費がかさみます。

また、痛みを抑える対症療法だけでは、腰痛の根本原因は排除されず、再発するたびに治療にかかる時間も費用も増えていくことでしょう。

痛みを抑えるための治療がムダだとはいいません。むしろ、痛みが強いときは、きちんと専門的な治療を受けるべき。しかし、根本原因を取り除けるのは、あなた自身しかいないのです。評判の高い名医でも治せなかった腰痛が、素人の自分に治せるなんて信じられない。そう思うかもしれませんが、本書で紹介する方法は、短時間ででき て費用はゼロ、これは私自身が経験したことですから絶対の自信があります。

腰痛治療のいろいろ

●外科的療法

牽引《けんいん》療法、神経ブロック注射など。椎間板《ついかんばん》ヘルニア、脊柱管狭窄症《せきちゅうかんきょうさくしょう》、腰椎すべり症など重篤な神経症状がでるものは、手術が行われる場合が多い。

●手技療法

カイロプラクティック、整体、鍼灸《しんきゅう》、指圧など。

●バンド・テープ療法

痛みのある部分に湿布を貼る、バンド、テープ、コルセットなどで筋肉をサポートする。

●運動・ストレッチ療法

運動では、腰への負担が軽い水中運動が代表的。そのほか、筋肉の緊張をほぐし、体の柔軟性を高めるヨガ、ストレッチなど。

主な目的は痛みの軽減、再発予防

腰痛の根本原因が排除されない。
痛みがあるときは運動できない。
費用と時間がかかるため継続しにくい。

腰痛の再発・悪化

治療にかかる費用と時間がさらに増大

本当に治したいなら何をすべきか

腰痛の直接的な原因は、腰にかかる過度な負担なのですが、その根本には、筋力の低下、背骨の動きの悪さ、日常動作での腰へのストレスなどさまざまな要因があげられます。腰痛を根本から治すには、これらすべての要因を排除するのが理想的ですが、現実的には難しいもの。たとえば、仕事で長時間同じ姿勢が続き、背骨の動きがほとんどない状態になると、首から背中、腰にかけての筋肉が硬直し、腰痛を引き起こすことがあります。

そうはいっても、仕事をやめるわけにはいかず、ときどき首を回したり、腰を伸ばしたりする程度では、腰痛は一向に治らない。また、本人が無意識でやっているクセや習慣になっていることが要因になっている場合もあります。脚を組んで座る、というのがその一つ。誰でもよくやっていることですから、本人はおろかまわりの人も、それが腰痛の原因となっているとは思わないでしょう。

要するに、腰痛を引き起こす要因をすべて排除するのは不可能。もしできたとしても、一つずつ排除するために多くの時間と気力が必要です。

腰痛の要因になる日常動作

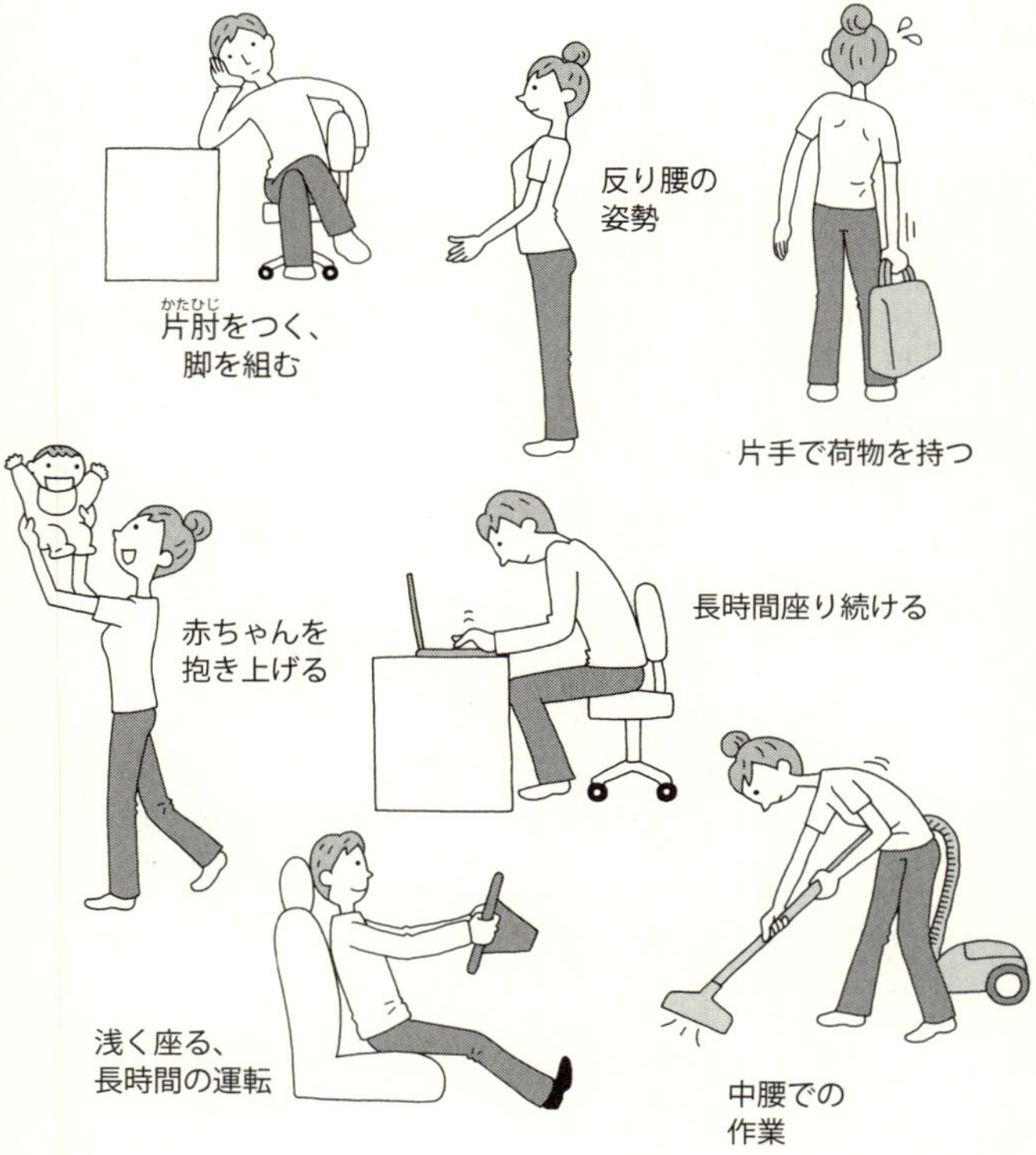

日常生活でなにげなくやっている動作や習慣が、じわじわと腰にストレスをかけ、腰痛を引き起こすことも。こうした日常的要因をすべて排除するのは非現実的といえそうです。

腰痛は、人それぞれに原因が違い、また個々の体格、筋力、体質など間接的に関わる要因もさまざま、実に複雑でやっかいです。私は、腰をがっちり支える「殿筋」を鍛えることが不可欠といいましたが、それは、殿筋強化の効果が、腰まわりの一部だけでなく体全体におよぶからなのです。

そのいい影響を受ける部位の一つが「背骨」。ここでは、まず背骨について簡単に触れておきます。一般に背骨と呼ぶ「脊柱」は、「椎骨《ついこつ》」という約24個の骨で形成され、骨と骨の間にはクッションの役割をする「椎間板《ついかんばん》」があります。通常、背骨はゆるいS字を描いていますが、筋力低下、姿勢、衝撃などによって背骨が歪曲《わいきょく》すると、椎間板が飛び出し、神経を圧迫し、腰痛が起きます。

腰痛を治すには背中以外の筋肉も鍛えなければならない。そう聞くと、あれもこれもと、やることが多くて、少しも簡単ではないと思えてくるでしょう。しかし、安心してください。本書で紹介する方法では、殿筋はもちろん背筋、さらには最近注目されている深層筋《しんそうきん》「インナーマッスル」も一緒に鍛えることができるのです。筋肉については、あとでもう少し詳しく解説するとして、次は、腰痛の改善・予防と密接に関わる骨格について触れることにしましょう。

脊柱（背骨）の構成

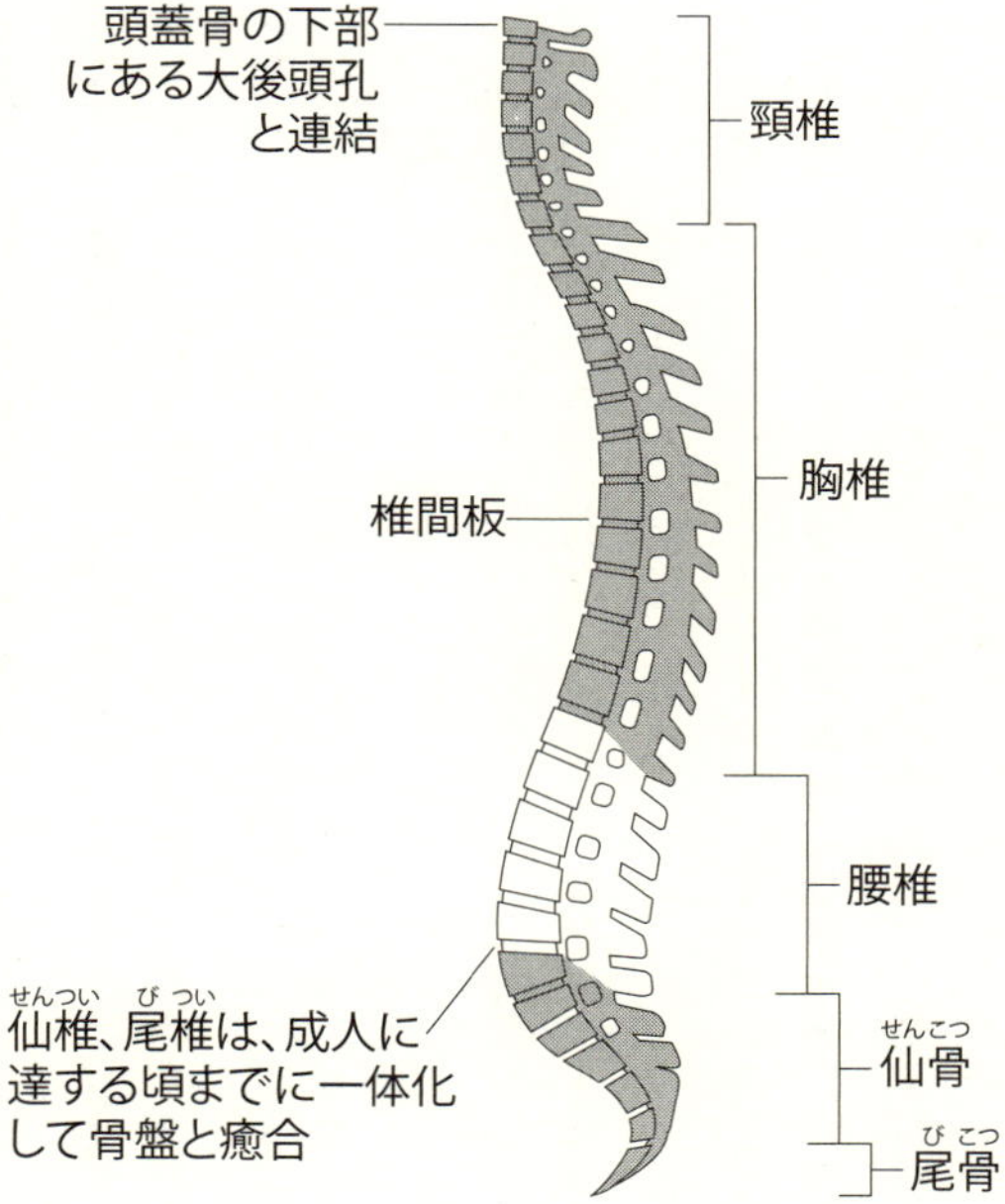

脊柱は、約24個の椎骨から形成されています。上は頭蓋骨の大後頭孔に連結、下は仙椎が骨盤と癒合。上から７個（まれに８個）が首の部分にあたる「頸椎」、次の12個が肋骨とつながる「胸椎」、次の５個が腰の部分にあたる「腰椎」。腰椎につながる「仙椎」と「尾椎」は、いずれも成人に達する頃までに一体化し、骨盤を構成する「仙骨」と「尾骨」になります。

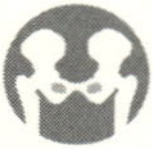

骨盤がゆがめば背骨が傾く

解剖学や整体の講義では、人間の体を家にたとえることがよくあります。骨格は「基礎構造」、筋肉は「壁」、内臓は「部屋」、血液、リンパ、神経などは電気、ガスの「配線、配管」。そして、骨格の中でも、背骨は「柱」、それを支える骨盤が「土台」、脚の骨は「基礎」といったところでしょうか。体も家も、それぞれに大切な役割があり、どれ一つとしてトラブルがあってはならないのですが、とくに重要なのはやはり「土台」。土台が崩れると家全体が傾くのと同じで、骨盤がゆがむと骨格全体のバランスが乱れます。ただ、家と違うのは、体が非常にバランス感覚に優れているところ。建物なら、柱は土台と同じ方向に傾くだけですが、体の場合は、骨盤にゆがみが生じても、たとえば背骨の一つ一つが少しずつずれてバランスを調整します。人間の体にそなわった素晴らしい機能なのですが、実はこれが非常にやっかい。バランスを保つために、次から次へとあらゆる部分にずれが生じ、骨格の前後左右にねじれが生じてきます。当然、姿勢も悪くなる。姿勢が悪いと、体重を効率よく支えきれず、体のいろいろな部分に負担がかかります。腰痛もその一つですが、悪い姿勢は、内臓の働き

体を家にたとえると骨盤は土台、背骨は柱

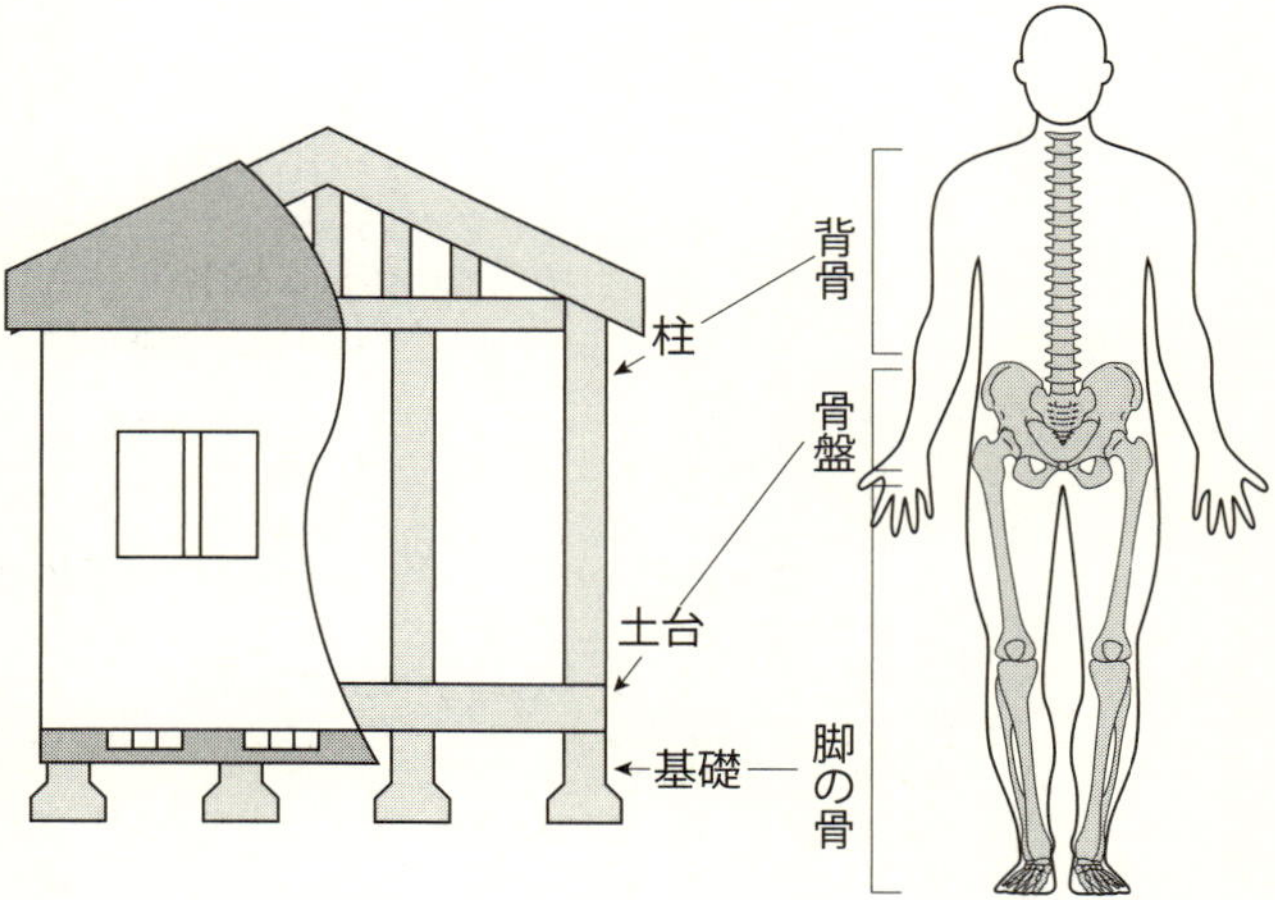

柱にあたるのが「背骨」。その柱を支える土台が「骨盤」、その下の基礎は「脚の骨」にあたります。中でも、骨盤は、体の中心に位置する重要な存在。骨盤のゆがみは、骨格全体、ひいては体の働きすべてに影響をおよぼします。

にも悪影響を与え、深刻な疾病のもとになることさえあるのです。たとえば、猫背になると内臓が圧迫されて、働きが鈍ります。神経が圧迫されて、ゆがみが生じていない部位で痛みが起こる、呼吸が浅くなり、脳に十分な酸素が供給されない……などなど、姿勢の悪さに起因するトラブルを数えればきりがありません。

腰痛の改善にも、悪い姿勢を正すことが必要です。そして、姿勢もまた筋肉を鍛えることで改善が可能。姿勢が変われば、骨格や内臓にかかる負担も軽減され、腰のみならず体全体によい影響が波及します。ただ、自分の姿勢が悪いのかよいのか、なかなか判断できない人もいることでしょう。正しい姿勢をとるためには、まず筋力を強くすることが重要ですが、その前に、自分の姿勢をチェックしておくことも大事。骨格のゆがみは、まず骨盤で起きて、次に背骨に広がります。悪い姿勢がクセになっている人は、たいてい背骨が正常な状態より歪曲しているもの。左ページは、自分の背骨の彎曲《わんきょく》が正常な状態かどうかを調べる簡単なテストです。思い当たる人も、思い当たらない人も、ぜひこのテストを試してみてください。

試してみよう！

背骨の彎曲チェック

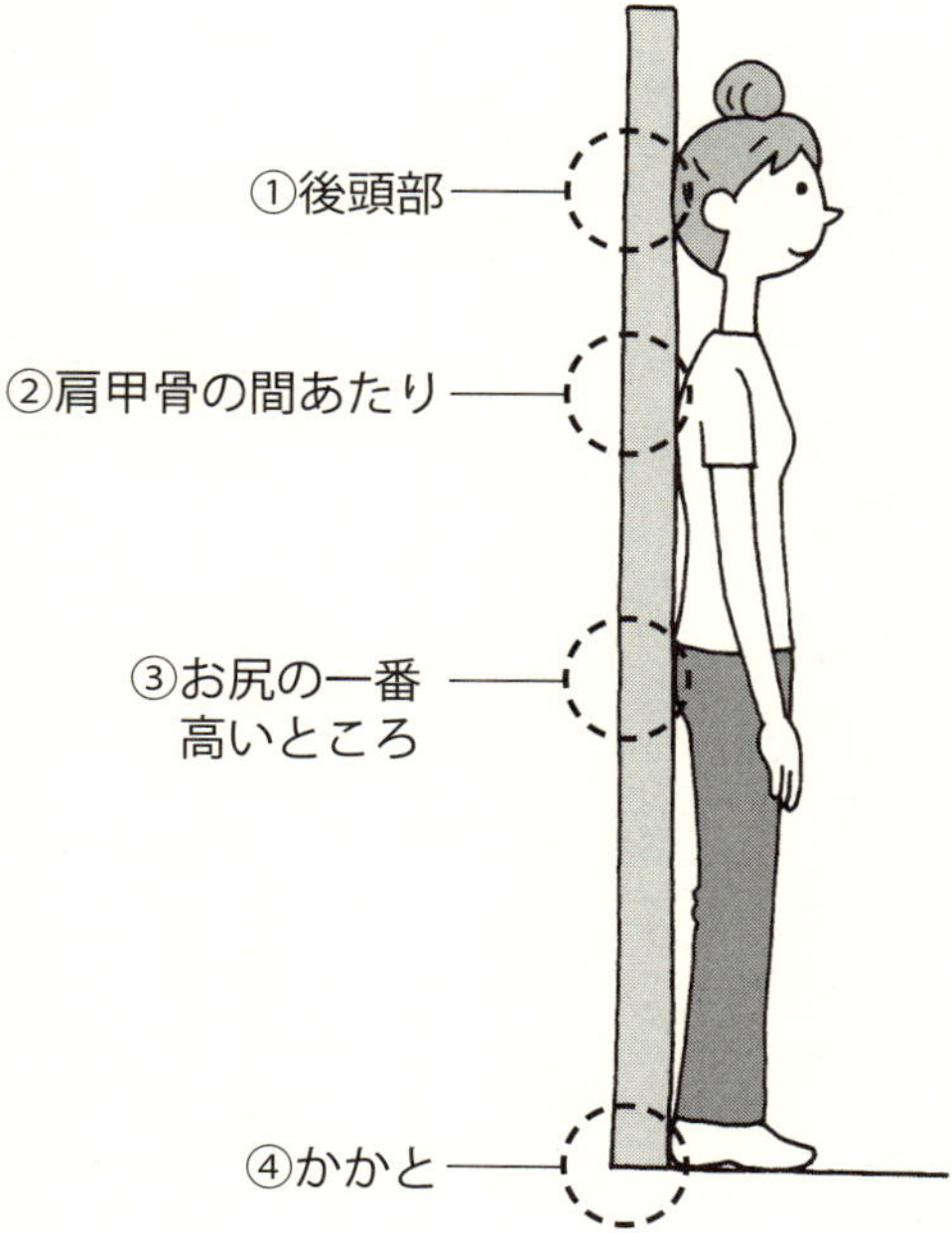

壁を背にして立ちます。かかとを壁につけて、背筋を自分なりに伸ばします。このとき、①後頭部、②肩甲骨の間あたり、③お尻の一番高いところ、④かかと、以上の４点が壁につけば、背骨の彎曲は正常。背中や首に力を入れないとつかない、お尻よりも先に腰がついてしまうという人は、要注意です。

「骨格」と「姿勢」

姿勢が悪いと必ず背骨がゆがむ、というわけではありませんが、腰痛持ちは姿勢に問題がある場合が多いのです。また、内臓が圧迫されて機能が低下したり、筋肉のつき方がアンバランスになったりすることがあります。たとえば、一般に、前傾姿勢の「猫背タイプ」の人は、常に内臓が圧迫され、胃腸をはじめ消化器官にトラブルを生じやすいもの。逆にお腹を突き出し、腰を反らせた「猫背反り腰タイプ」の人は、太りやすいといわれます。

背骨の彎曲に異常をきたし、姿勢が悪くなるのはなぜでしょう。一つには、現代の生活様式や環境に原因があります。昔の日本人は、子どもの頃から何かにつけ「行儀よくしなさい」といわれて育ちました。ところが、今の世の中では、学校でも姿勢を厳しく注意されることはなく、家庭でも何かにもたれかかって座る生活が当たり前になり、正しい姿勢をとる機会が少なくなっています。また、職場でも自宅でも、パソコンに向かったり、テレビを見たり、前傾姿勢をとる時間が長くなっているのも影響していると考えられます。

背骨のカーブと姿勢の関係

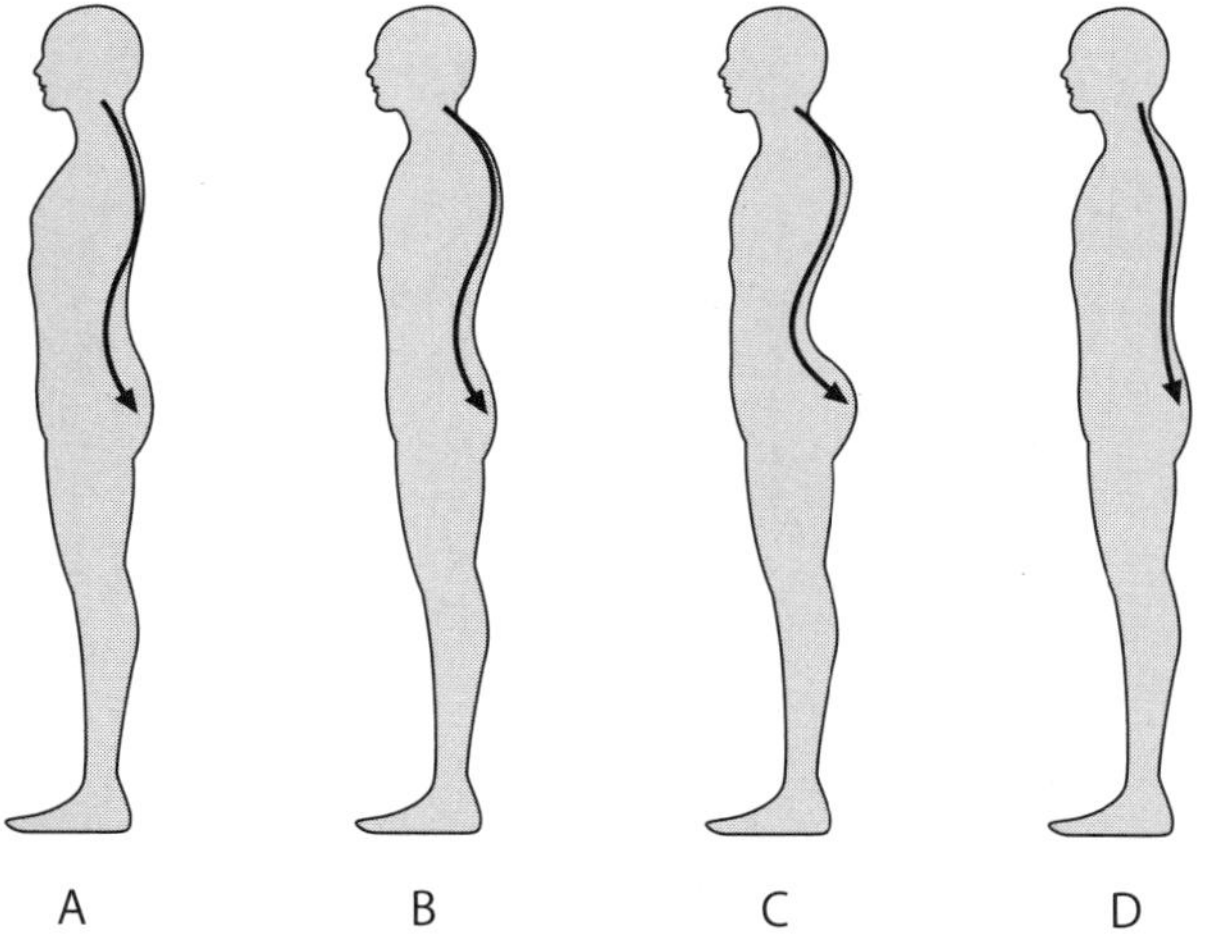

A　背骨が正常なS字を描く正しい姿勢
B　上背部で背骨の彎曲が強くなっている「猫背タイプ」
C　全体にカーブが強くなっている「猫背反り腰タイプ」
D　全体にカーブが緩やかになっている「フラットタイプ」

B、Cは、いずれも腰への負担が大きくなり、腰痛になりやすい姿勢。内臓への圧迫、筋肉のアンバランスなどによって、消化器官の不調、首や肩のこり、頭痛など腰痛以外にもトラブルを生じやすくなります。

いずれにしても、背骨の歪曲は、体の軸がずれているのを意味しますから、体全体のバランスも崩れています。たとえば、左右の肩の高さ、ウエストのくびれ具合が違うというのは、単に外見上好ましくないだけではなく、左右の筋力もアンバランスになっている状態なのです。すると、体を動かしにくく、歩くとすぐ疲れる、運動するのが億劫《おっくう》になるなど、ますます筋力を低下させてしまうことに。

背骨の異常の最大の原因は、筋力の低下。背骨を取り囲む筋肉が弱くなると、背骨のカーブは大きくなります。また、背骨まわりの筋肉だけが弱いというのはまず考えられませんから、当然、体のあらゆる部分で筋力低下が進んでいるはず。これが、背骨の歪曲をさらに悪化させ、姿勢はどんどん悪くなります。ということは、姿勢を改善するには、まず筋力を強くすることが重要。筋力が強くなれば背骨が立ち、上に伸びます。これが、まさに正しい姿勢で立つということ。腰痛の改善、再発防止にも、筋力アップは最重要課題なのです。

背骨の歪曲は全身をゆがませる

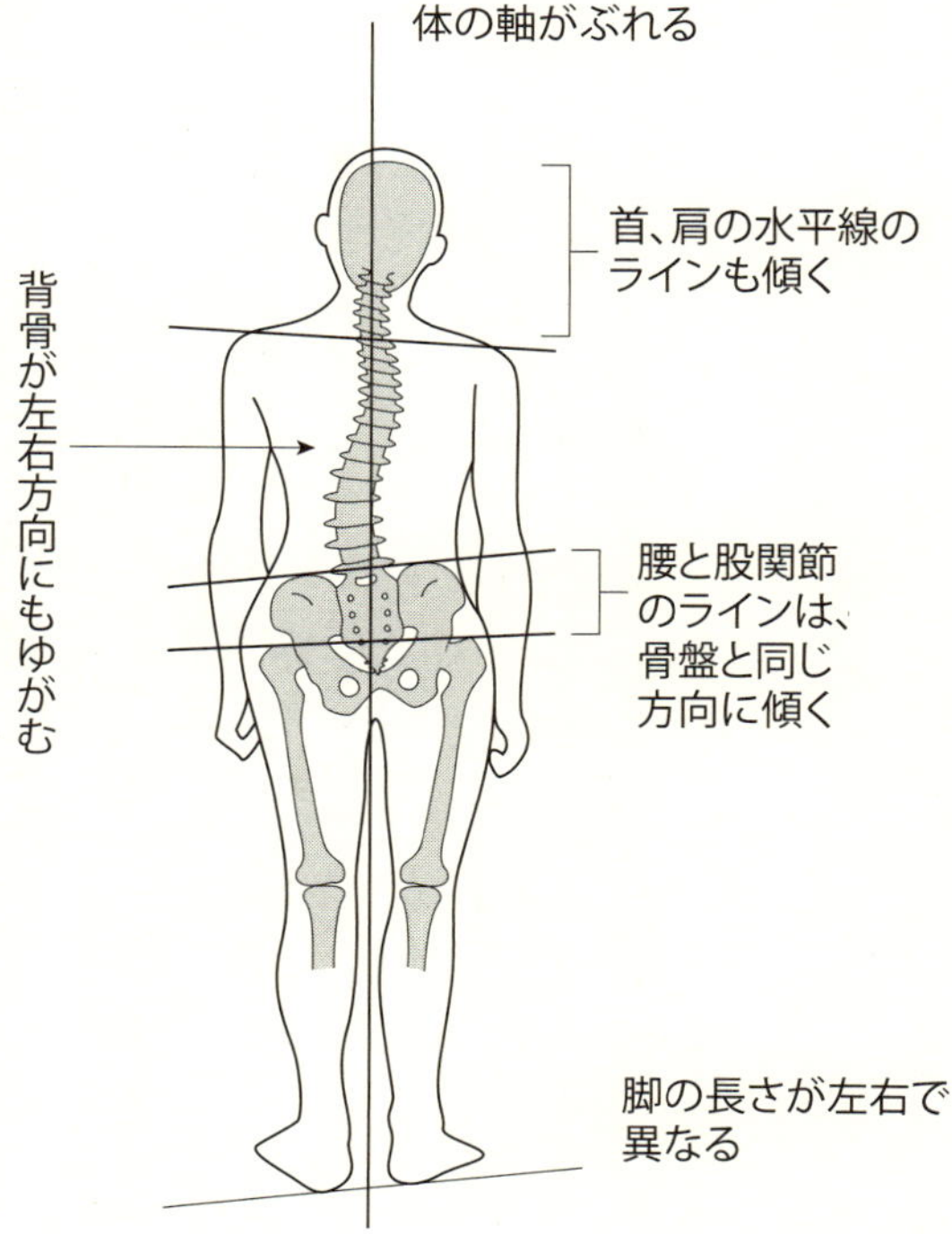
体の軸がぶれる
首、肩の水平線の
ラインも傾く
背骨が左右方向にもゆがむ
腰と股関節
のラインは、
骨盤と同じ
方向に傾く
脚の長さが左右で
異なる

背骨のゆがみは、腰だけでなく全身に悪影響をおよぼします。体のバランスをとるために、前後左右にゆがんだり、ねじれたりするうち、肩こり、脚のむくみ、股関節や膝の痛みなど、体のあちらこちらでトラブルが続出するので要注意！

腰痛封じのコツは「骨」にあり！

さて、ここからは、本書の核ともいえる「骨」について解説していきたいと思います。腰痛改善には「筋肉を鍛えるべし」とさんざんいっておきながら、いきなり「骨」の話になるのは不思議に感じるでしょう。しかし、腰痛封じに必要な筋肉を鍛えるには、ある「骨」が重要な役割をはたすのです。

まずは、左ページのイラストを見てください。これは腰痛のときに、とくに痛みがでやすい部位を示したものですが、腰というより背骨を支えている骨盤まわりに痛みのでる部分が集中していることがわかると思います。中でも、痛みを生じやすいのが、仙骨と腸骨《ちょうこつ》をつなぐ「仙腸関節《せんちょうかんせつ》」。うつ伏せに寝たときに、パンツのはき口のゴムがあたる部分の少し下が仙骨で、その左右にズンとくる痛みを訴える人が多いようです。

仙腸関節は、肘や股関節といった他の関節と比べ可動域（関節が自然に動く範囲）が極めて小さく、複数の靱帯《じんたい》でがっちり守られているのが特徴。

主な役割として、上下からかかる力を吸収する働きがあります。重力の影響で、上

痛みは仙骨の周囲にも多い

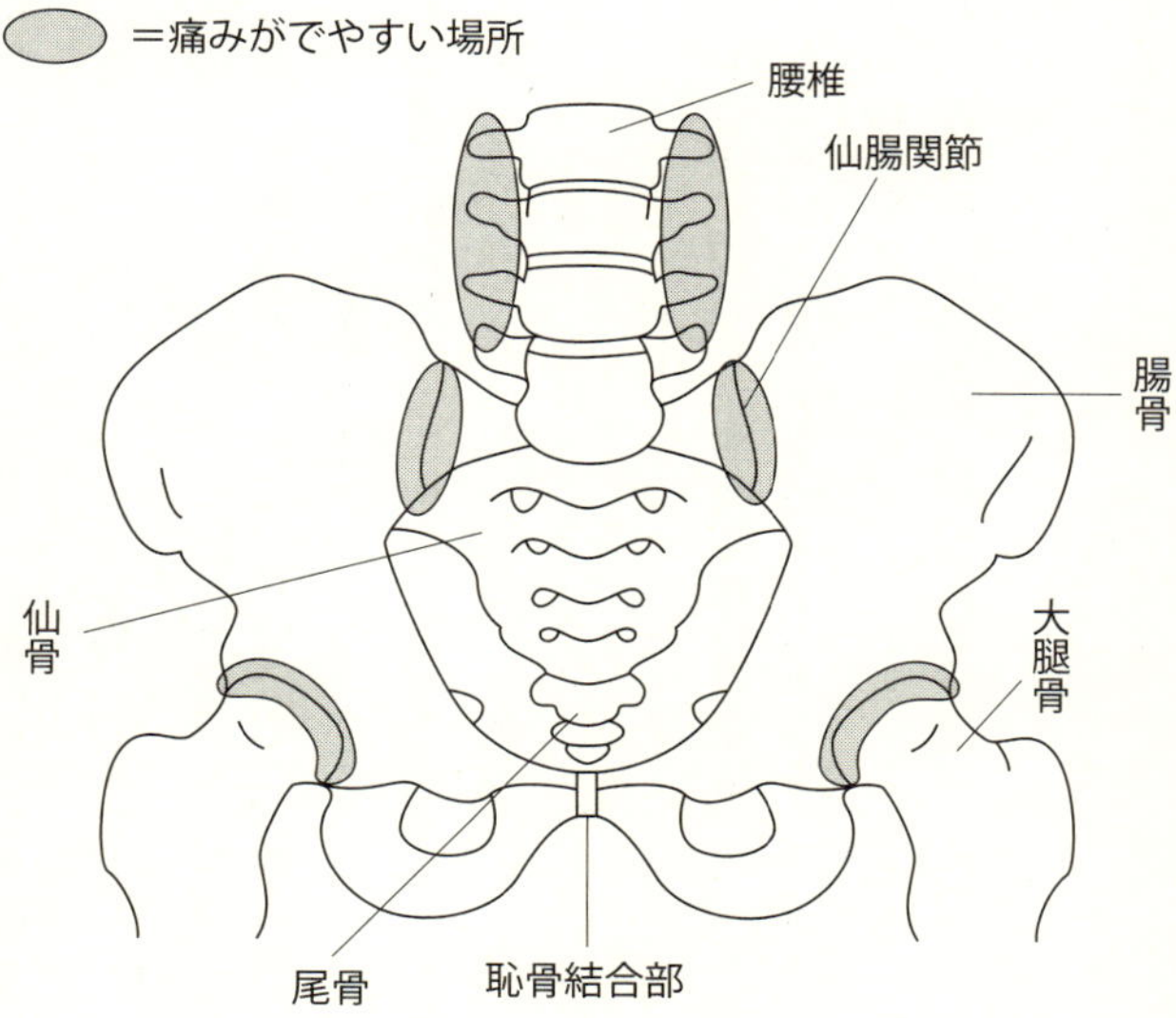

仙腸関節と腰椎のまわりは、痛みがでやすい部分。とくに、上下から力が加わる仙腸関節に、スポーツや日常動作でのストレスが慢性的に加わると、オーバーワークとなり、その結果、骨盤にゆがみが生じて背骨の歪曲をはじめ骨格全体のバランスが悪くなります。

半身の重さは、仙骨を押し下げようとし、一方で、骨盤からはバランスを保とうとして押し上げる力が働くため、その力を仙腸関節が吸収して、仙骨をしっかりと安定させているのです。

ただでさえ常に負担を強いられているところに、筋力低下でまわりからの支えが得られないとなると、仙腸関節がオーバーワークになるのは必至。ハムストリング（太もも背面の筋肉）が骨盤を後方に引き上げ、本来はそれに対抗して引き戻す働きをする背中やお腹の筋肉が弱くなっていると、骨盤はさらに後方に追いやられてしまいます。これが、いわゆる〝骨盤のゆがみ〟が生じた状態。また、背骨の一部である仙骨を支えきれなくなると、背骨までゆがんでしまい、S字カーブが歪曲した結果、腰部に慢性的なストレスが加わり、腰痛が起こります。

骨盤のゆがみ、それに起因する腰痛や体の不調も、仙腸関節が必死に安定させている「仙骨」が密接に関係しています。そして、この仙骨こそが、本書の核である腰痛封じのコツとなる「骨」。「仙骨」をうまく使えば、しつこい腰痛、体の不調も、自分自身ですっきり解消できるのです。

筋肉も仙骨を中心に硬くなる

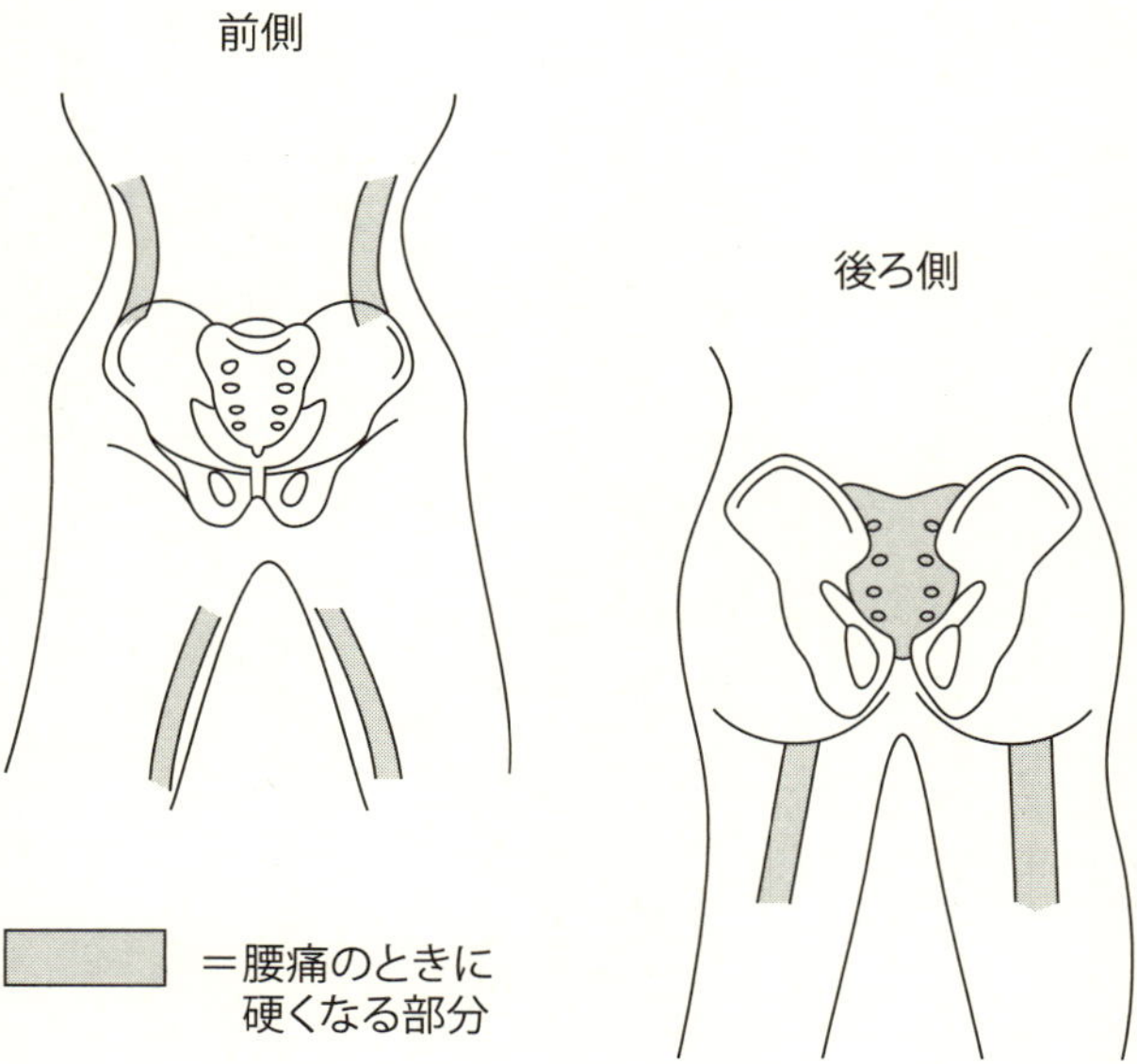

腰からお尻に痛みが発生する腰痛、股関節痛では、骨盤を中心に上下の筋肉が緊張し、硬くなります。同時に筋力低下も進み、仙腸関節や骨盤が背骨を支えることができなくなると、さらに症状は悪化。腰痛の再発防止にも、筋力強化は必須といえます。

コツの骨「仙骨」とは

仙骨は、骨の中でも、神秘的かつ稀有《けう》な存在です。まず、イラストで位置を確認してみましょう。仙骨と尾骨は、左右1対の寛骨《かんこつ》とともに骨盤を構成する骨の一つであり、仙椎《せんつい》、尾椎《びつい》とも呼ばれる背骨の一部をなす骨でもあります。とりわけ仙骨は、出生時は連結した5つの骨（仙椎）だったものが、成人する頃までに1つに癒合するという経過をたどります。寛骨も、腸骨、坐骨、恥骨が思春期頃に一体化して1つの骨になるので、複数の骨が癒合するのは仙骨だけではありません。しかし、癒合後の仙骨は、表面上一つの骨に見えて、内部には軟部組織が残っているのです。背骨や寛骨などの固まった骨（線維骨）とは異なる〝膜状骨〟でかすかに伸び縮みするのも特徴。これは、仙骨が呼吸と密接な関係にあるためと考えられ、実際、呼吸に合わせて常にわずかな振動をくり返しています。

　非常に興味深いのは、その振動が、背骨を通じ、背骨上端と連結する頭蓋骨にある蝶形骨《ちょうけいこつ》を振動させること。蝶形骨は、脳下垂体のすぐ下にあり、仙骨から伝わる振動は、脳下垂体に刺激を与え自律神経や、ホルモン分泌を正常な状態に整えるといわ

仙骨は体の中心

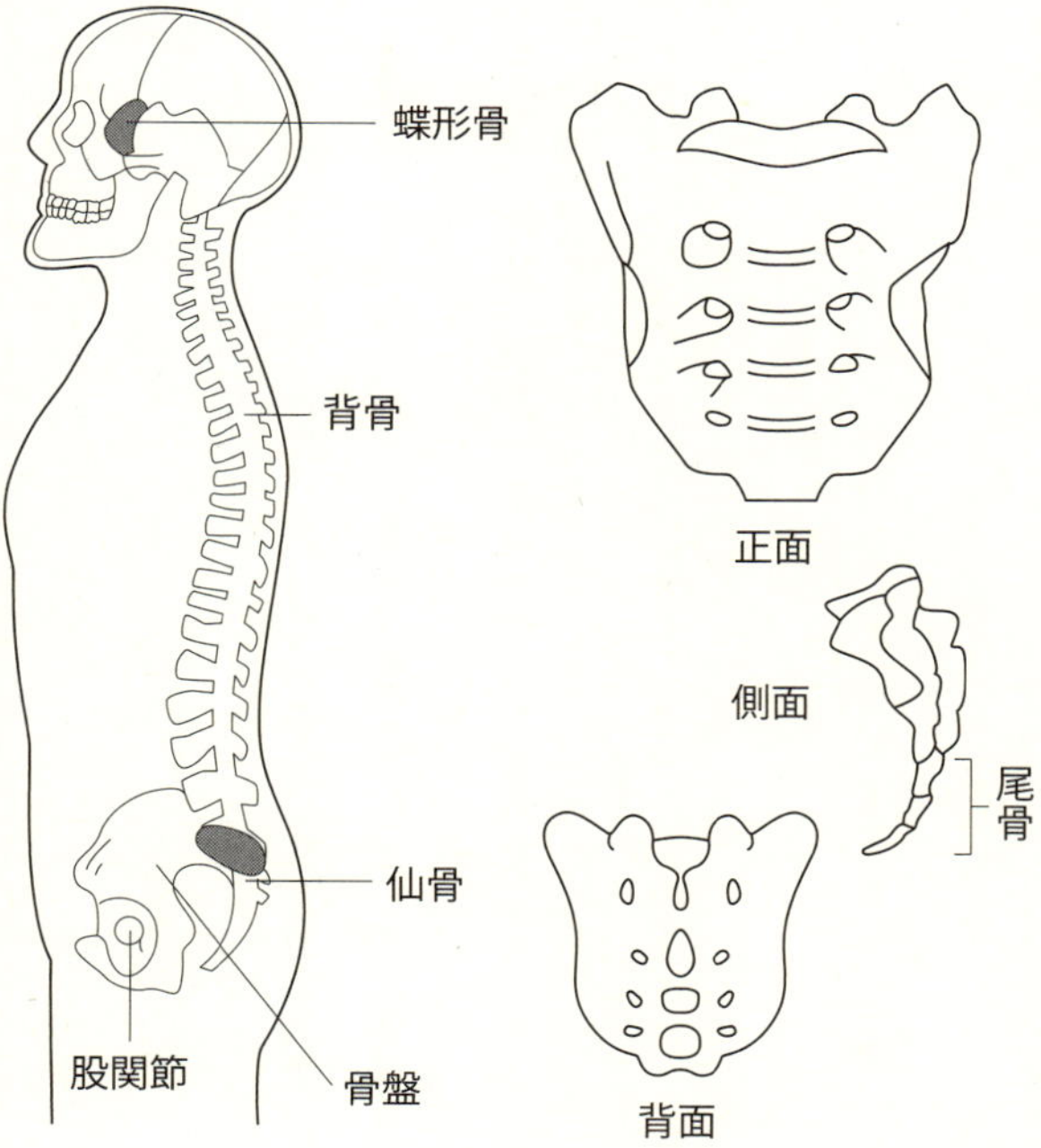

骨盤の中央にある逆三角形の骨で、お尻の真ん中、背骨に沿って触れることができる骨が仙骨。大きさは手のひらほど。古来からヨガでは「チャクラ」、東洋医学で「丹田」と呼ばれるエネルギーの集積所にあたるとされます。

れています。ちなみに、人体の骨の中で、仙骨とこの蝶形骨だけは、医療技術が進んだ現代でもセラミックなどで代用できないのだとか。仙骨を英語では「セイクラム」といいます。これは、〝神聖な〟という意味のラテン語からきているのです。このことからも、非常に大切な骨であることがわかると思います。

そして、なにより仙骨は背骨をのせている骨です。体の「土台」であり「中心」でもある。同時に、内臓を守り、呼吸にも関わる「命の骨」といえるでしょう。その仙骨を動かして、角度を変えれば、歪曲した背骨を整えることができます。また、仙骨周辺にある筋肉、神経、血管、リンパ管にも刺激を与えることができ、筋力強化や細胞の活性化といった相乗効果が得られるのも大きなメリット。手のひらほどの小さな骨ですが、そのパワーは、まさに〝仙人〟並みなのです。

仙骨は神経・筋肉のクロスポイント

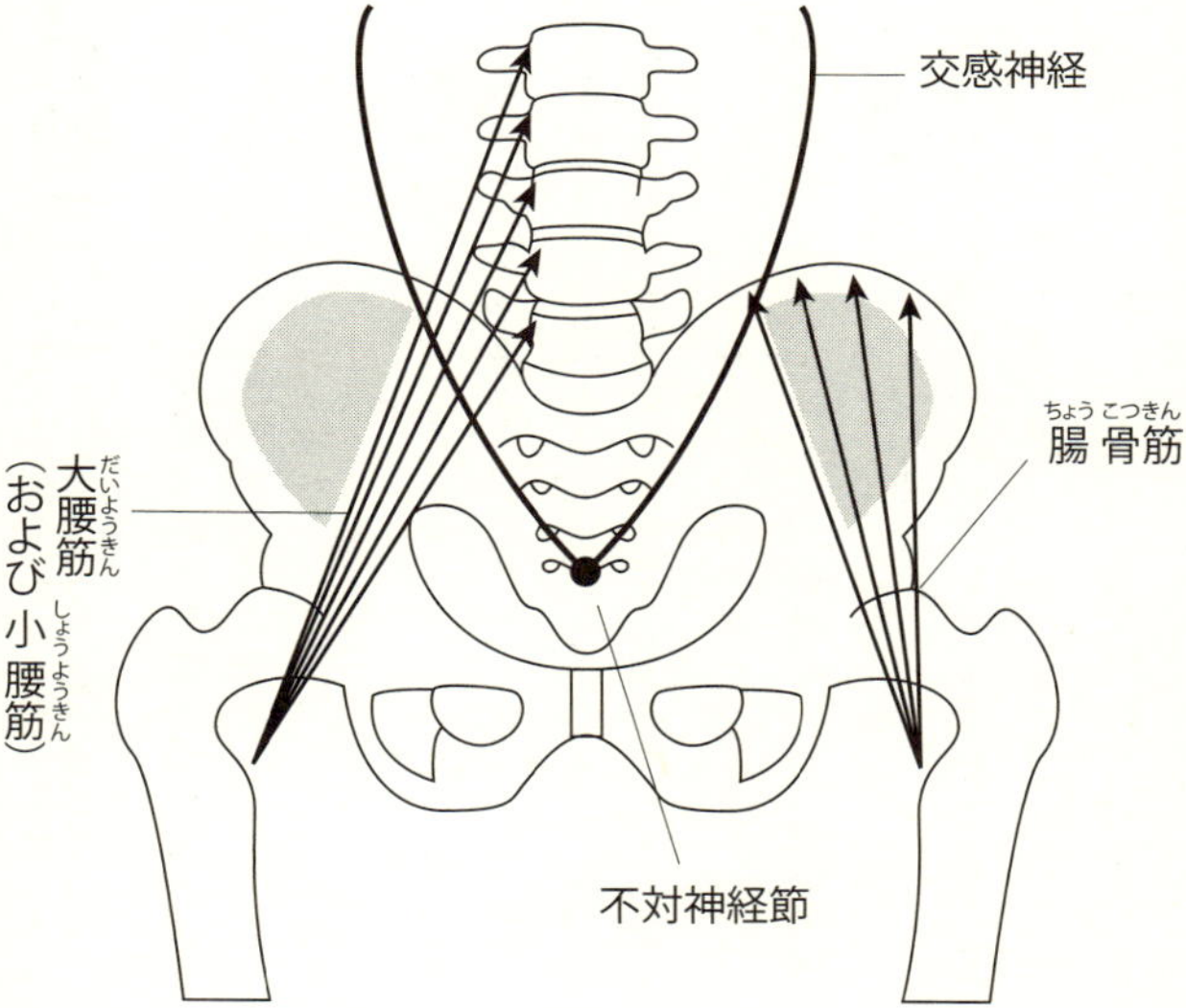

仙骨がある骨盤のまわりには、大腰筋、腸骨筋、腹横筋を筆頭に腰痛の改善・予防に強化が必須な筋肉が集中。また、仙骨前面には左右から走行してきた交感神経の交差点「不対神経節」が。脳や脊髄を衝撃から守る脳脊髄液を循環させるポンプの役目をはたすのも仙骨。さらに子宮とは仙骨と子宮靭帯でつながっています。仙骨を動かすことは、骨盤のゆがみを正すとともに、これらの働きの促進、強化にも役立ちます。

体の動きは「仙骨」で決まる

自分の目で直に見ることができない仙骨を動かすなどと聞いても、にわかには信じられないのも無理はありません。しかし、実は、皆さんが意識していないだけで動かしたことがあるのです。だから、それを意識的に行えば誰でもできること。ここでは、「仙骨を動かす」を試していただきますが、その前に、もう一つ、仙骨の重要な働きについて解説しておきましょう。まず仙骨の位置と形に注目。体の中心にあり、背骨をのせ、骨盤と一体化して脚の骨とつながる仙骨は、上半身の体重が両脚へと分散される分岐点です。その形は、上と下からかかる力をバランスよく分散できる、逆三角形をしています。そして、仙骨の先には尾骨が連結。いうまでもなく、尾骨は、「尻尾」のある動物が動くときに、〝舵取り〟の役割をする大切な部分です。直立二足歩行により「尻尾」を失った人間にとって、〝舵取り〟をしてくれているのが仙骨。つまり、私たちの体は、仙骨の向いている方向に導かれるようにできているわけです。

では、さっそく実験してみましょう。まずは足を腰幅に開いて立ちます。そして、左ページの要領で、「お尻に力を入れて肛門を締めた状態」と「腰を反らせた状態」

試してみよう！ 仙骨を使って体重移動

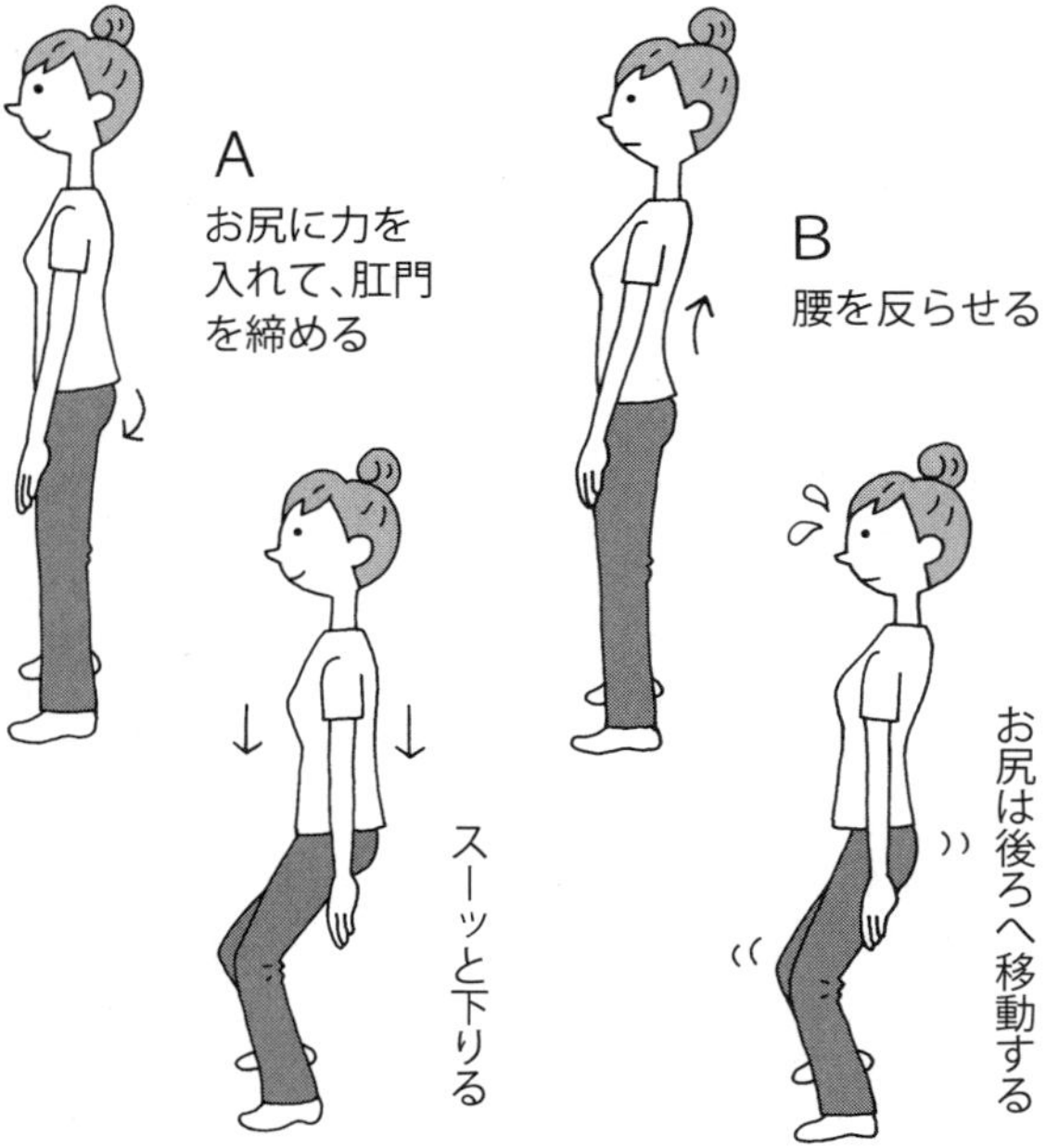
A
お尻に力を
入れて、肛門
を締める
B
腰を反らせる
スーッと下りる
お尻は後ろへ移動する

Aはお尻に力を入れて肛門を締め、仙骨を真下に向けた状態。Bは腰を反らせて仙骨を後傾させた状態。この２つの姿勢で、お尻を真下に下ろすと、Aは体が安定したまま体重移動できるのに対し、Bでは、上半身そのものが後ろへ引かれ、重心も後ろへ移動してしまいます。

で、椅子に腰掛けるようにお尻を真っ直ぐ下ろします。ここでは大まかな説明になりますが、「お尻に力を入れて肛門を締めた状態」では、仙骨は地面と垂直に立ち、その方向に体重をのせても体は安定。「腰を反らせた状態」では、仙骨が後傾しているので、地面と垂直にお尻を落とそうとすると、重心は仙骨の方向にかかるため体がユラユラ動き、不安定になるはずです。

　この実験だけでは「仙骨を動かす」という感覚がまだわからないかもしれません。それについては、次のパートで詳しく解説していきましょう。大丈夫、誰でも必ず動かせるようになります。また、仙骨を動かすことで、背骨を支える筋肉も強化していけるのです。なぜなら、「仙骨」は、筋肉の力で動かすからです。背骨を支えるにはハードなトレーニングで隆々とした筋肉を作る必要はありません。仙骨を動かすときに使うのは、まず腹横筋をはじめとする腹筋群、そして、肛門のまわりについている骨盤底筋群《こつばんていきんぐん》、呼吸の80％を担う横隔膜。背筋を伸ばして行うのもポイントの一つですから、正しい姿勢を保つうえで不可欠な「脊柱《せきちゅう》起《き》立筋《りつきん》」も一緒に強化できます。

正しい姿勢を保つのに欠かせない脊柱起立筋

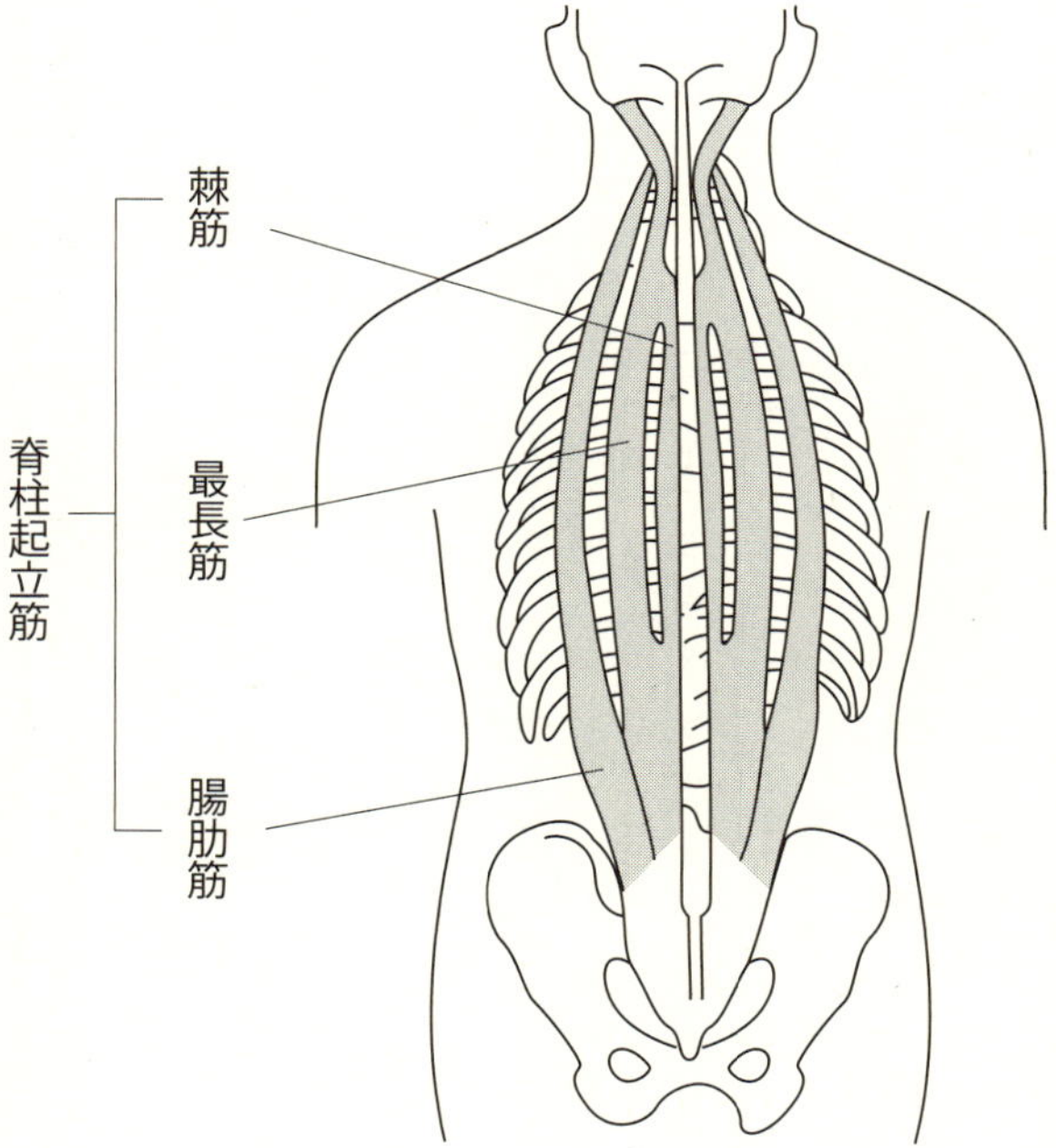

脊柱起立筋は、腸肋筋、最長筋、棘筋の３つの筋肉の総称で、骨盤から後頭骨まで縦に長く延びている筋肉群。脊柱（背骨）を支える働きをしており、「姿勢を作る筋肉」などともいわれます。また、僧帽筋《そうぼうきん》や広背筋《こうはいきん》などとともに、一般的な筋力トレーニングでは鍛えにくい深層筋（インナーマッスル）にあたります。

「仙骨」で深層筋《しんそうきん》を〝小包〟にして鍛える

皆さんは、これから仙骨を動かして、自分で腰痛を改善・予防していくわけですが、これには、もう一つ大きな〝おまけ〟があります。それは、「深層筋」を効率よく鍛えられることです。深層筋とは、「インナーマッスル」ともいい、体の深い部分にある筋肉です。そして、その外側にかぶさるようについている筋肉を「表層筋《ひょうそうきん》」と呼びます。

表層筋は、比較的大きな筋肉が多く、表面から見えるので意識しやすく、鍛えやすいのが特徴。代表的なのが腹直筋《ふくちょくきん》と外腹斜筋《がいふくしゃきん》。映画俳優のブルース・リーを知っていればわかるでしょう。あの6つに割れたお腹の筋肉と脇下に斜めに走る筋肉です。

その点、深層筋は、姿勢保持や日常動作、運動でも補助的に使われるので、一般的な運動や筋トレは、深層筋を鍛えるには向きません。しかし、その力と持久力は表層筋をはるかにしのぎ、とくに呼吸や姿勢に関連した動作で、体の軸を支え、安定感を生み出す力は驚くほど。これから説明する仙骨を動かすという「たった1つの動き」で、体幹にある深層筋を〝小包〟のようにひとまとめにして鍛えられるのです。

深層筋を〝小包〟にして鍛えよう！

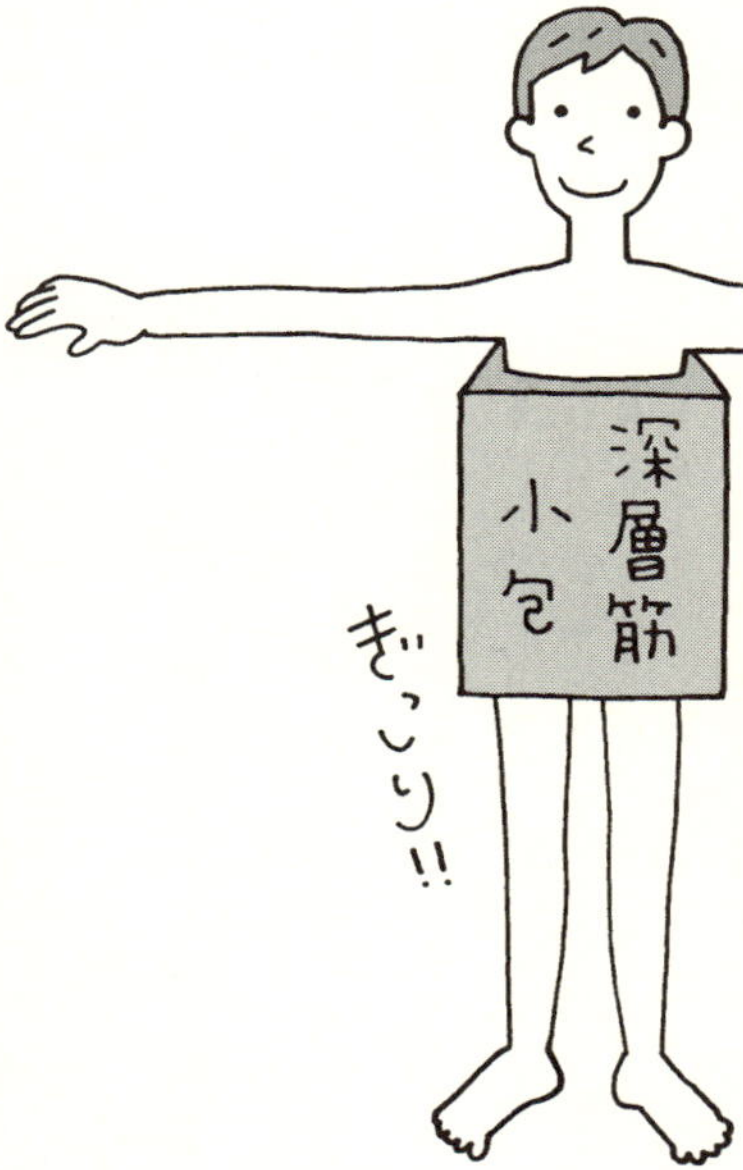

体の奥、骨に近い筋肉が「深層筋」。体の表側にある筋肉が「表層筋」。

体の一番奥に位置し、骨と骨をつなぐようについているのが「深層筋」。体を動かすときは、まず深層筋が動き、次に表面の筋肉「表層筋」が使われます。深層筋は瞬発力では表層筋に劣りますが、持久力に優れ、骨格のバランス調整を行ったり、姿勢を保持して体を安定させる大事な役割を担っています。
深層筋の大部分は、首から股関節までの〝胴体＝体幹〟に存在。仙骨を動かすと深層筋に刺激が加わり、体幹にある深層筋を〝小包〟のようにひとまとめにして鍛えることができます。

深層筋は「動作の補助」が担当ですから、深層筋を強化すれば、すべての動作がスムーズになります。そして体を動かすときは、表層筋も必ず一緒に使うので、表層筋も強化できる。姿勢や関節の位置を安定させられる。筋肉量が増えれば、基礎代謝も高くなるので肥満解消にも有効です。

そのほか、正しい姿勢を保持するのに不可欠な脊柱起立筋。呼吸に重要な役割をしている横隔膜。腹横筋《ふくおうきん》、内腹斜筋といった筋肉も強化でき、お腹まわりの引き締めに効きます。男性は前立腺肥大の予防、女性は、出産後や加齢による尿漏れを予防し、子宮の働きをよくするためにぜひ鍛えておきたいのが骨盤底筋群。この筋肉も、仙骨を動かす際に使う殿筋と連動させて効率よく鍛えることができます。

また、仙骨を動かすことに慣れてくると、日常生活でも、仙骨を意識した動作ができるようになります。深層筋の中でも、「腸腰筋」(大腰筋と腸骨筋の総称)は、仙骨の角度に大きく作用する筋肉で、主に股関節を屈曲させる働きをしています。股関節は、血管、リンパ管、神経が通る体の要所の一つ。腸腰筋がよく機能して股関節の動きがよくなると、内臓の働き、姿勢や脚の形などプロポーションにまでもいい影響が。仙骨を使って、これらの深層筋を丸ごと鍛えていきましょう。

仙骨を使えばこの筋肉が鍛えられる

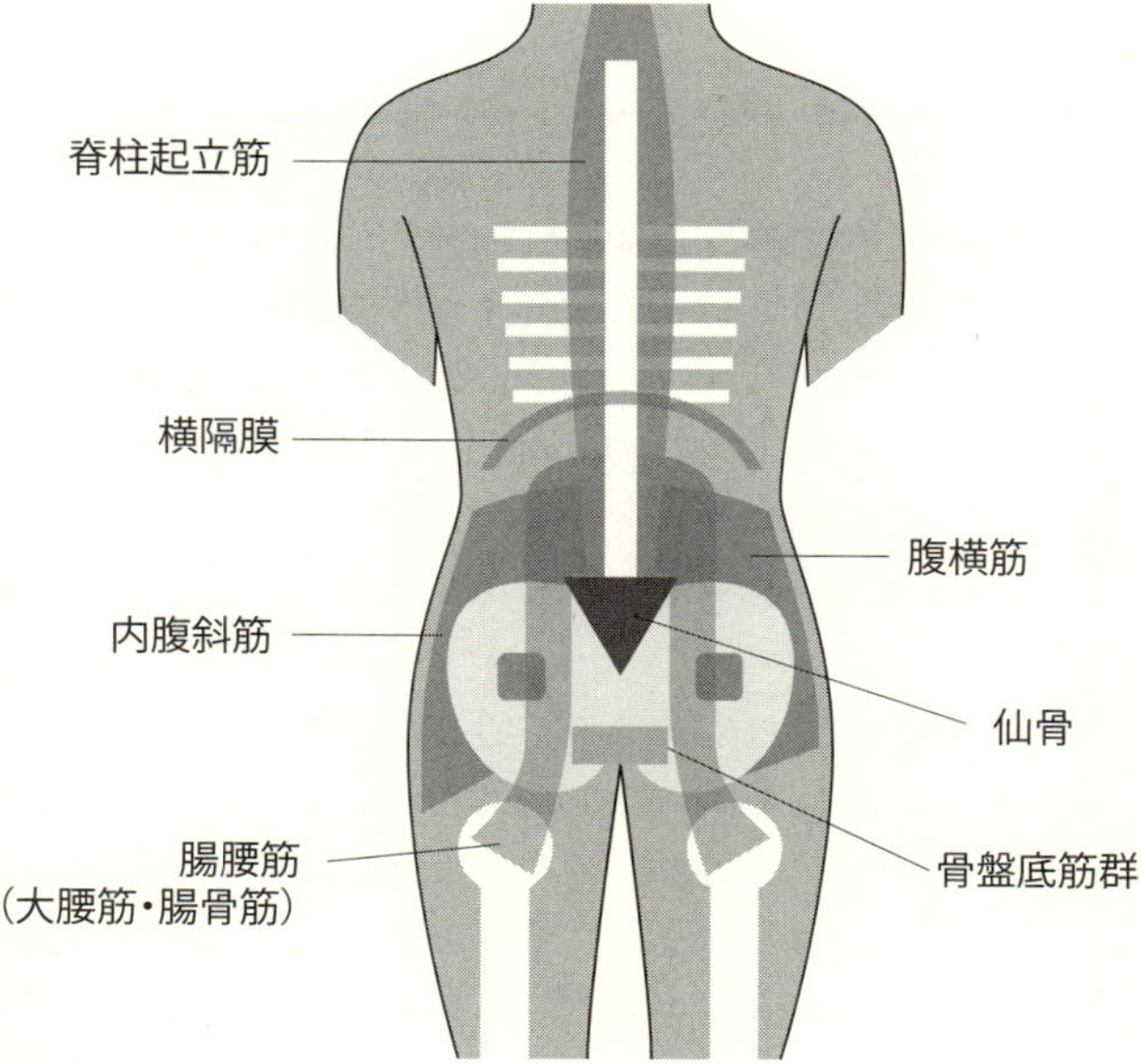

一流アスリートも必ず鍛えている「インナーマッスル」。仙骨を中心とする骨盤まわりには、骨格を支える重要な役割をする深層筋が多く、また、これらを強化することで、動作がスムーズになり、全身の筋力レベルや運動能力の向上にもつながります。

もっと知りたい仙骨の雑学

日本は世界有数の〝腰痛大国〟!?

腰の痛みは万国共通でも、腰痛人口は国によって傾向があるようです。文明病ともいわれるだけあって、先進国では腰痛人口が年々増え続けていますが、ヨーロッパ各国では激減しているとか。これには、1970年代に、腰痛と姿勢の関係に着目し、広く予防策を呼びかけたスウェーデンの整形外科医・ナッケムソンが大きく貢献しています。また、アメリカでは、肥満や運動不足、精神的ストレスに起因するケースが多いようです。

一方、日本は腰痛の有訴率世界１位。日本人の８割が、生涯に一度は腰痛を経験するといわれています。理由としては、高齢化が進んでいること、長時間のデスクワーク就労者が多い、肥満が増えている、などがあげられますが、これは「筋肉」と関係があると私はにらんでいます。一般に欧米人は、曲げる筋肉「屈筋」よりも伸ばす筋肉「伸筋」を優位に使い、ノコギリや包丁を使うときは押して切る「伸筋民族」なのです。ところが、日本では、包丁ものこぎりも片刃が伝統で引き切りが主流。「屈筋民族」の日本人は、腰に負担がかかる前傾姿勢になりやすい。これを知っておくことも腰痛予防の一つといえるでしょう。

Part

2

すべての不調は「仙骨締め」で解消できる！

知れば知るほど「なるほど！」と
効果の凄さが見えてくる
「仙骨」パワー。
あなたを悩ませ続ける
腰痛はもちろん
「仙骨締め」で気になる
さまざまな不調は
一気に解決できます！

あなたが実行するのはたった1つのこの動き
「仙骨のコツ」はうんこ我慢!?

全身の骨格に大きな影響を与える「仙骨」。腰痛退治の第一歩は、この骨を意識することです。ところで、ちょっと唐突ですが、皆さんは、うんこを我慢したことはありませんか？　急にもよおしたが、近くにトイレが見当たらない。誰でもこんな経験が一度くらいはあるはずです。変な話ですが、そんなとき、自分がどんな姿勢をとっているか、想像してみてください。

まず、一気に押し出そうとする腸の動きに抵抗するわけですから、嫌でも肛門をグッと締めます。すると、自然にお尻を内側に丸めた状態になっているはず。誰かに負けて降参することを「尻尾を巻く」といいますが、これは、犬が、自分より強い相手に出会うと尻尾を股の間にくるっと丸めることからきています。それとよく似ているのがうんこを我慢している姿勢。肛門を中心にお尻の筋肉に力が入ります。

さらに押し返すためには、お尻の締まりをもっと強くしたい。そこで、今度は自然と背筋が伸びます。試しに、ここまでの動きをやってみてください。肛門を締め、お

仙骨を動かす感覚をつかもう！

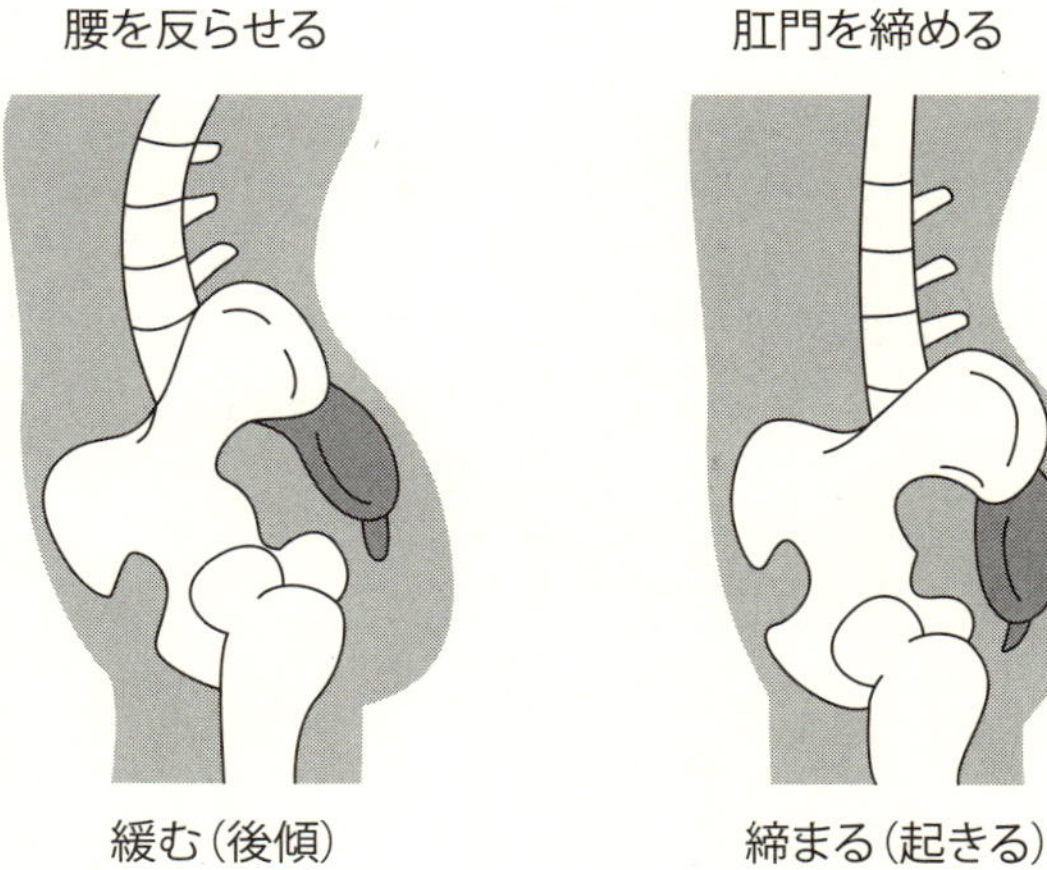

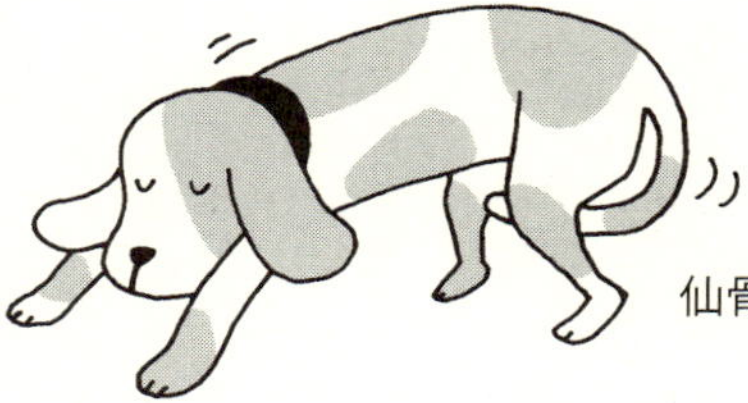

腰を反らせ、尾骨が後ろに傾くと仙骨は緩んだ状態。背筋を伸ばし、犬が尻尾を巻き込むように、肛門をグッと締めると、仙骨が起き上がり、次項で詳しく説明する「締め」の状態になります。

尻を丸めて背中を伸ばす。どうですか、お尻が一段と締まることが実感できるはずです。

そして、最後に、肛門の締めを最強レベルにするための動作があります。それは、首を後ろに引くこと。当然あごも引かれた状態になり、背筋がさらに伸びて、肛門がますます締まってきます。たとえは悪いかもしれませんが、うんこを我慢するとき、誰もが無意識に行う、この動作で「仙骨」を動かしているのです。

とはいえ「うんこ我慢」なんて、そうたびたびあっては困ります。また、緊急事態ですから、自分がどんな姿勢をとっているかなんてそのときは意識もしない。しかし、逆にいえば、この姿勢を意識すれば誰でも仙骨を動かすことができる、というわけです。「うんこ我慢?」と、顔をしかめる方がいるかもしれませんが、この表現が一番わかりやすいのであえて使わせていただきました。まずは、騙されたと思って、一度試してみてください。仙骨を動かすコツがなんとなくでもつかめてくるはずです。

試してみよう！

「うんこ我慢の姿勢」でコツをつかむ

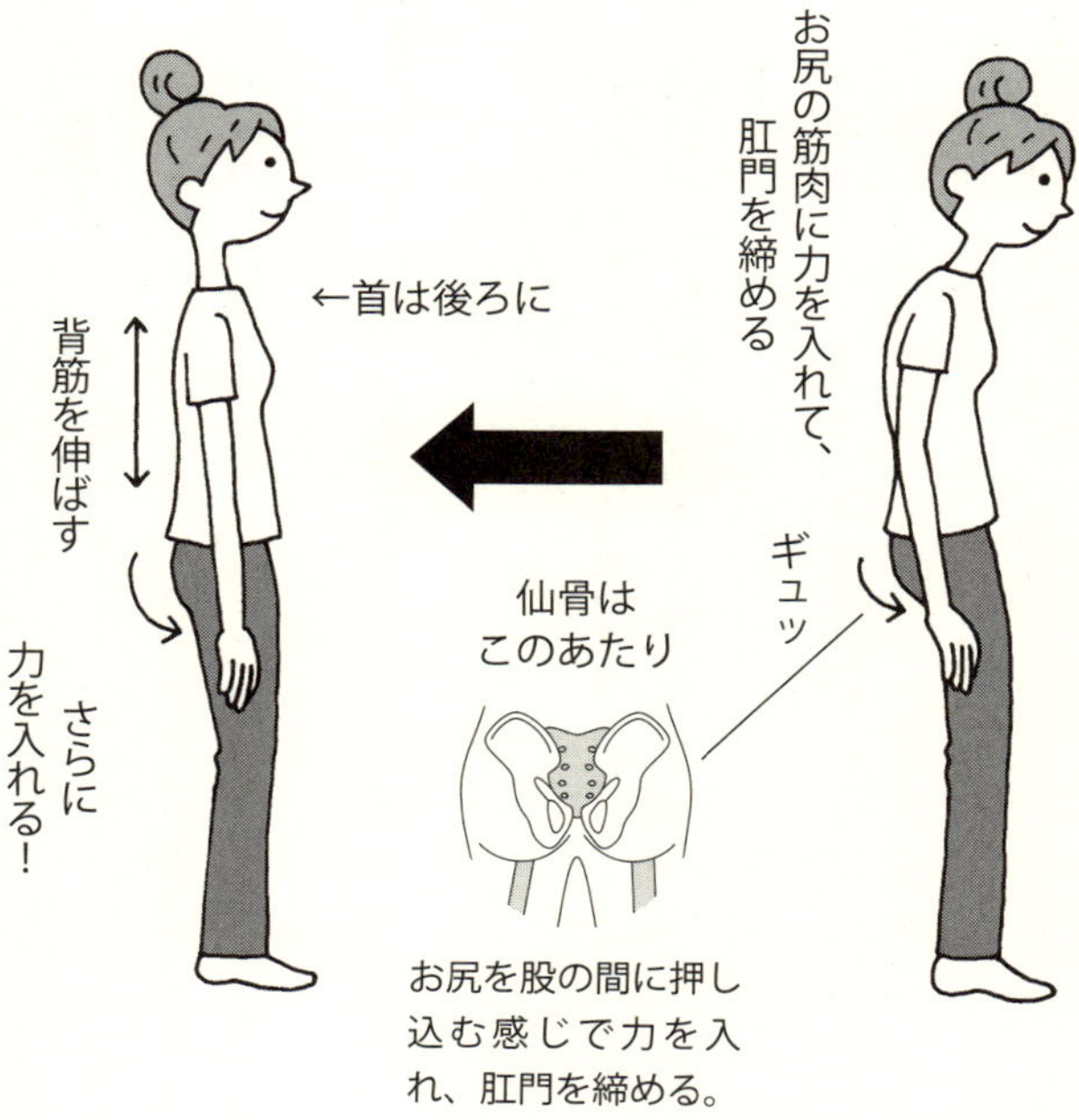
お尻の筋肉に力を入れて、
肛門を締める
←首は後ろに
背筋を伸ばす
ギュッ
仙骨は
このあたり
さらに
力を入れる！
お尻を股の間に押し
込む感じで力を入
れ、肛門を締める。

お尻の「ほっぺ」を股の間に押し込む感じで、両側から力を入れ、肛門を強く締める。頭を起こして首の後ろを固定、背筋を伸ばし、さらにお尻と肛門を力いっぱい締める。このとき、仙骨は「締め」の状態。この「うんこ我慢の姿勢」の感覚を覚えておくことが、正しい姿勢を得るヒントになります。

仙骨を動かすとは?

仙骨を動かすコツをつかむことで、あなたの体は変わってきます。腰痛だけでなく、肩こりや膝の痛み、便秘など今まで悩まされ続けた体の不調も改善されてくることでしょう。

ただ仙骨に限らず、体の内側にある骨や骨格を自分の目で見て確かめることはできません。だから、いくら「うんこ我慢の姿勢」は誰にでもできるといっても、本当に仙骨が動いているのか疑問に感じることでしょう。そこで、もっとイメージしやすいように、仙骨の動きについて説明しておきます。

まず、背筋を伸ばし、下腹に少し力を入れて真っ直ぐに立ってみてください。このときの仙骨の位置を基本として、仙骨の動きには「返し」と「締め」という2つの状態があります。「返し」とは、仙骨を返した状態、いわゆる反り腰です。「締め」は、前項で紹介した「うんこ我慢の姿勢」をとったときのように仙骨を締めた状態です。腰の痛みの緩和や腰痛予防のうえで、この2つの状態を知ることが肝心。「うんこ我慢」と同様に仙骨を意識しながら読んでいただくと、より理解が深まると思います。

ふつうに立ったときの背骨・仙骨（骨盤）の状態

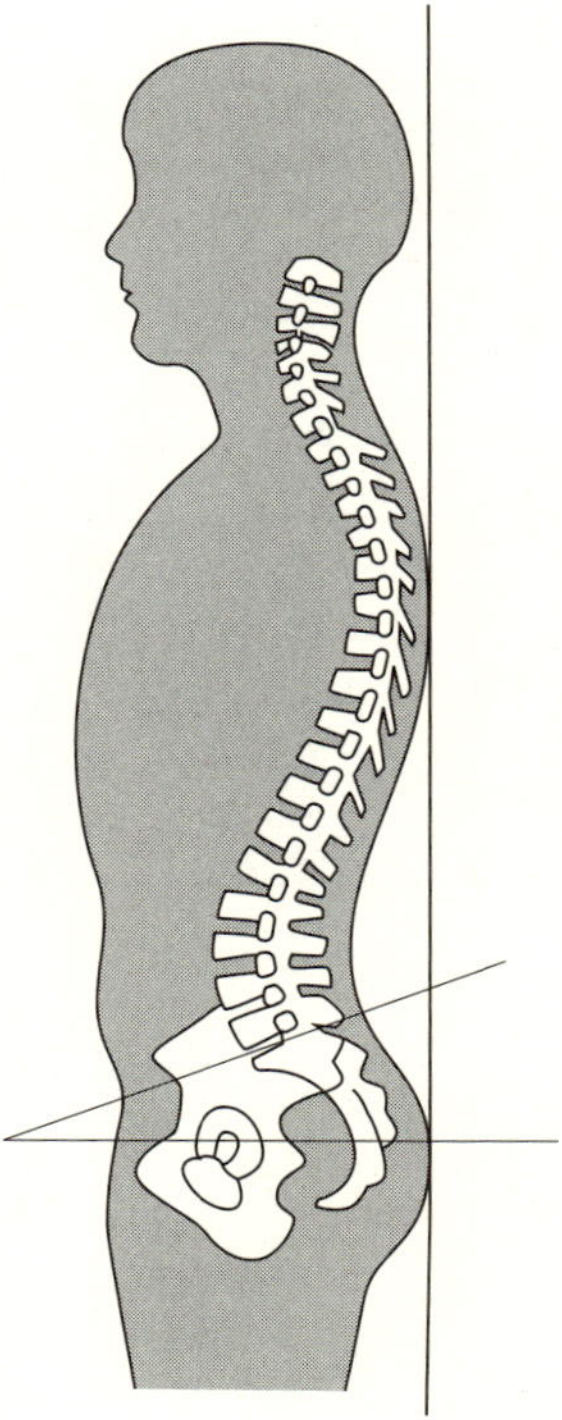

ふつうに直立したとき、背骨はゆるいS字形のカーブを描き、個々の骨格、姿勢の状態にもよりますが、背骨のカーブにより骨盤も30度ほど後傾しています。

仙骨の「返し」

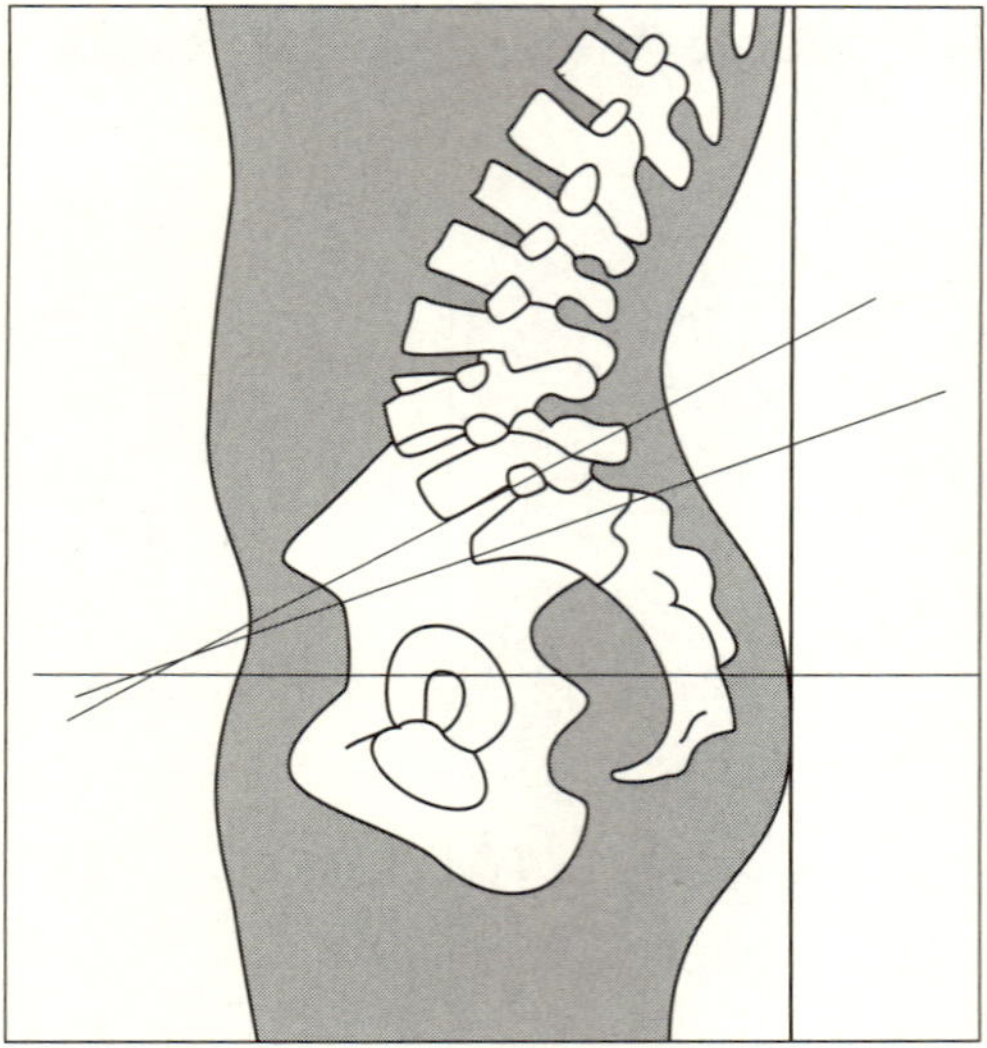

胸は前、お尻は後ろに突き出た、いわゆる〝反り腰〟の状態です。このとき、仙骨は上図のように後傾し、腰の一部に上半身の重さが集中し、とくに腰を回す動作を行う際、一番反っている部分に大きな負担がかかります。

一見すると背筋が伸び、スタイルがよく、脚が長く見えるせいか、女性には〝反り腰〟が多く見受けられますが、この姿勢は、腰痛の最たる原因でもあるので要注意。最近よくいわれる〝骨盤のゆがみ〟が生じやすい姿勢ともいえるでしょう。

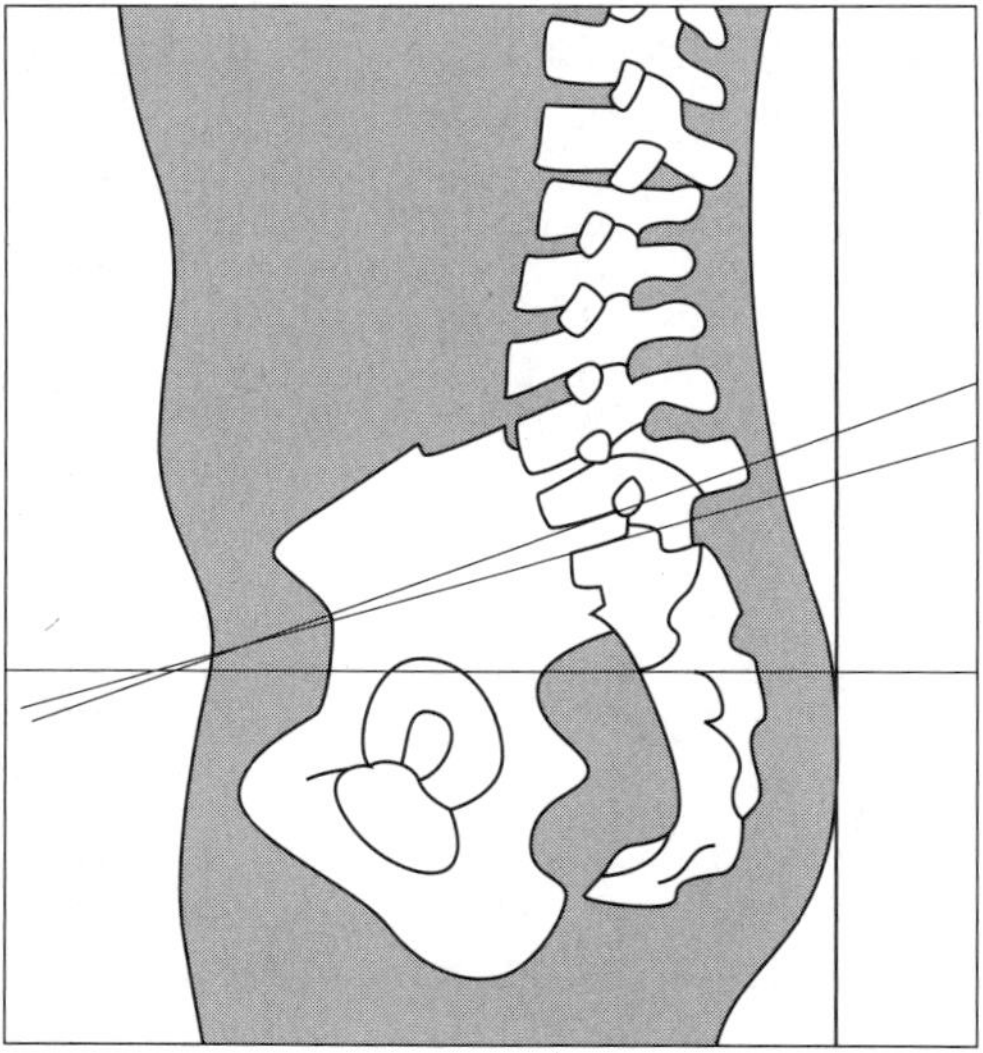

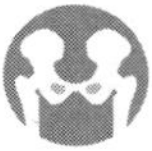

仙骨の「締め」

尾骨のあたりを内側に寄せるイメージで、お尻と肛門を締めると、仙骨の先、つまり尾骨が内側に入ります。これが、仙骨の「締め」の状態。以後、本書では「仙骨締め」と呼びます。背骨の彎曲《わんきょく》が緩やかになり、どこか一点に上半身の重さがのることがなく、腰に負担がかかりません。

ただ、尾骨を内側に丸めるだけでは猫背になってしまいます。ポイントは、背筋を伸ばしたまま肛門をグッと締めること。まずは、これを意識してください。

「仙骨締め」のコツは寝てつかむ

「うんこ我慢の姿勢」のように簡単に仙骨を「締め」に近い状態にする方法がもう一つあります。それは、床に仰向けになり、膝を立てる「安楽位」です。単なる仰向けとは違い、腰の反りを防ぎ、全身の筋肉がふっとやわらぐのを感じるはずです。立った姿勢に置き換えると、あごを引き、背筋が伸び、お尻を内側に寄せる、57ページの「うんこ我慢の姿勢」で仙骨を締めた状態と似ています。

この姿勢では、腰の筋肉と対称位置で拮抗する関係にある腹筋もリラックス。体のどこにも無理な力がかかっていない姿勢です。このときの背筋の伸びた感覚を覚えておいてください。日常のちょっとした時間に「仙骨締め」を行えて姿勢改善が効果的にできます。また安楽位は、足の下にクッションなどを置くと、さらに背骨のカーブが緩くなり、よりリラックスできます。腰に負担をかけずに気持ちよく腰の筋肉が伸びるので、腰痛の緩和に効果あり！　脳や内臓への血流を促し、脚のむくみをやわらげる効果もあるので、疲れてひと休みするときは、この安楽位を試してみるといいでしょう。

腰に負担のかからない寝姿勢「安楽位」

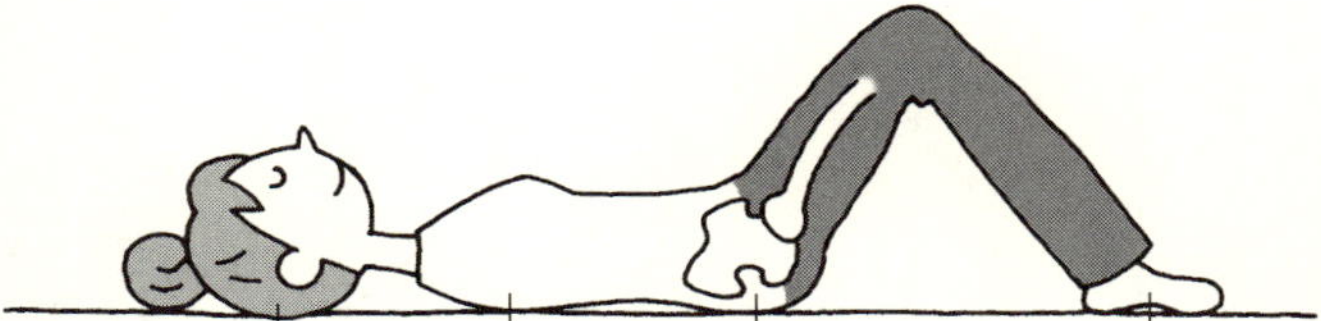
後頭部を
床につける
背中を床に
伸ばす
骨盤が安定
足の裏を
床につける

膝を曲げた仰向けの姿勢を「安楽位」と呼びます。腰の反りを防ぎ、背中や腰の筋肉をリラックスさせることができ、腰の筋肉と対称位置にあり、お互いに引き合う関係にある腹筋の緊張もほぐれます。

足の下にクッションなどを敷くと、背中が気持ちよく床に伸びて、よりリラックスした姿勢に。脚のむくみを緩和し、脳や内臓への血流も促進するので、腰が痛むとき、疲れたときなどはこの姿勢で休息をとるとよいでしょう。

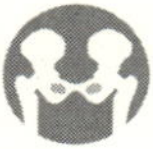

「仙骨」で体の要所をコントロール

「仙骨」から少し離れて、姿勢について考えてみましょう。第一のポイントになるのは「背中」です。ただ背筋がピンと伸びているだけでは正しい姿勢とはいえません。「仙骨の返し」の項でも説明したように、反り腰の姿勢は、一見姿勢がよいように見えて、腰に大変な負担がかかっています。正しい姿勢とは、一点に力が加わることなく、背骨が自然なS字カーブを描き、できる限り椎間板《ついかんばん》への負担が均等になり、体の土台となる骨格がもっとも安定した状態。その中心になるのが「仙骨」です。

日常の動作にしろスポーツにしろ、すべての動作の基礎は「仙骨」にある、といってもいいでしょう。仙骨を締め、その上下につながる骨格が安定すると体に「正しい力」が生まれます。たとえば、何か運動をするとき、「仙骨を締める」ことを意識してみてください。腰の動きがロックされた状態になり、体の安定感と強さが増します。

内臓の機能、血液の流れなど、体の内側の働きについても然り。「仙骨を締める」は、私たちにとって一番大切な「健康」にもよりよい効果をもたらすのです。

仙骨と健康の関わりを理解するため、ここで体の他の部位についても触れておきます。体の土台である骨格は、骨の一つ一つが連結しており、首、腰、手足といったすべての部位は関節でつながっています。その中でも、上半身と下半身のつなぎ目となるのが骨盤。仙骨はその骨盤の中心に位置するわけですから、体の動きに大きな影響があることは容易に想像がつくことでしょう。

骨のまわりには筋肉、血管やリンパ管があり、さらには内臓、脂肪、皮膚といった組織や器官とつながり、体を構成しています。土台である骨格がゆがむと、体の内外にさまざまな影響がでてきます。まず体をうまく動かせない、どこか一部分に力がかかる、重心が左右どちらか一方に偏ってしまう。すると、筋肉のつき方も偏ってきます。筋肉は、骨格を支える役割のほか全身の代謝にも深く関係していますから、どこか一部分の筋肉の衰えが、次第に全身に影響していくのです。

ただし、骨格がゆがむと病気になる、というわけではありません。むしろ医者に診《み》てもらうほどではないとやり過ごせる程度のものです。しかし、今は軽い程度の不調でも、骨格のゆがみをそのままにしておけば、ケガや病気につながるケースも少なくありません。

本書では、腰痛の改善と予防を主な目的に「仙骨締め」を紹介していますが、「仙骨締め」は、それ以外にもこうした体の不調や骨格変形の改善にもよい効果をもたらします。腰は体の要《かなめ》、骨格のゆがみの影響を受けやすい部位。「病は尻から」、仙骨が位置する腰からお尻にかけては、すべての不調の始まりであり、その改善の鍵となる部位であるといってもいいでしょう。骨格のゆがみを正しながら、腰痛はもとより気になる不調を自分で改善できるのが「仙骨締め」。次項では、「仙骨締め」で改善できる不調について、さらに詳しく説明します。

骨格のゆがみは万病のもと！

体のあらゆる器官は、背骨を通して仙骨とつながっている

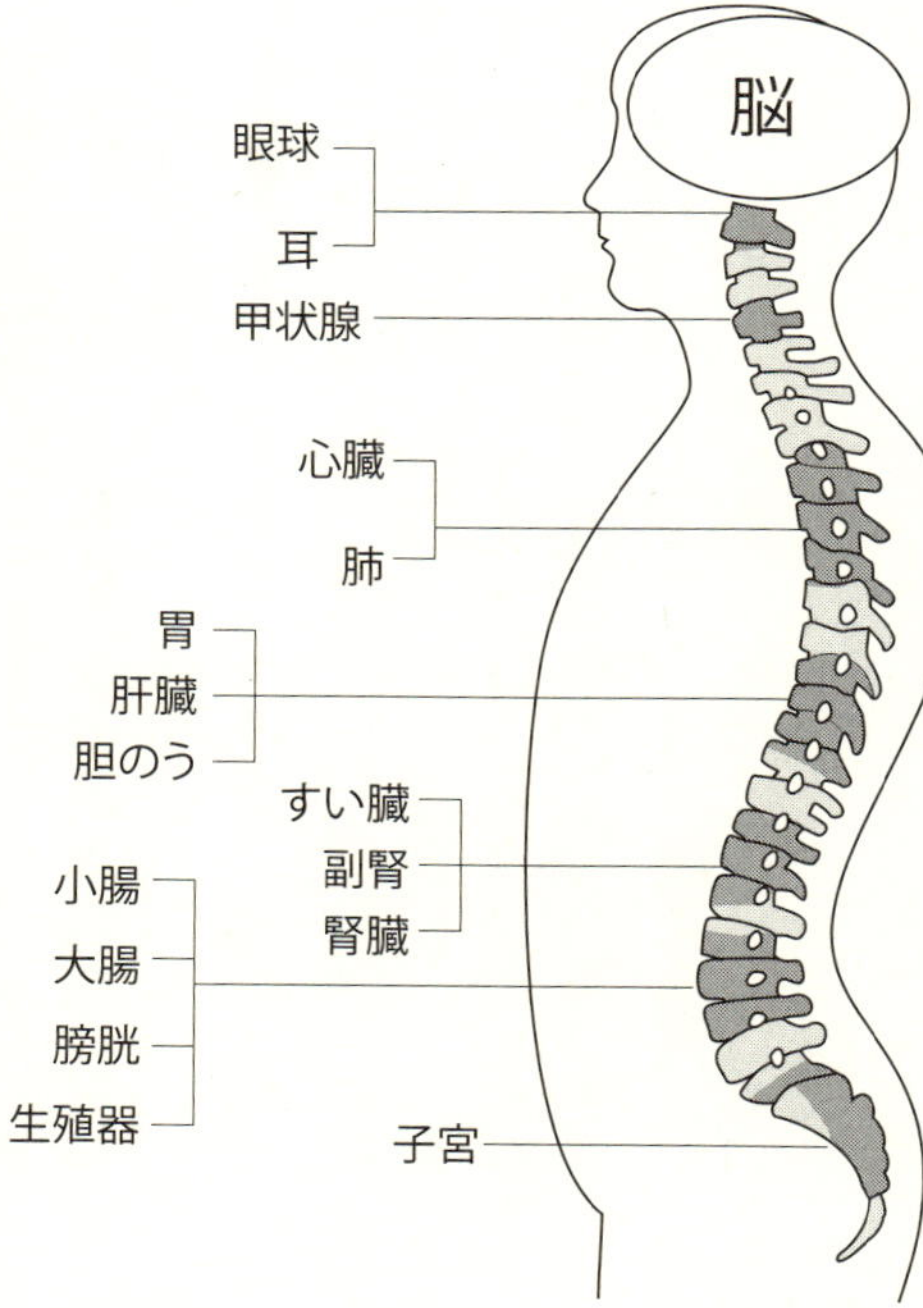

背骨のまわりには内臓神経、脊髄に出入りする末梢神経など体の働きに関わる重要な神経が並んでいます。背骨がゆがむと神経が圧迫され、腰痛以外にもさまざまな不調が発生。年代性別を問わず、体の働きを正常な状態に戻すには、「仙骨締め」で骨格のゆがみを正すことが重要なのです。

この不調、あの痛みも一緒に解決！

「腰痛は直立二足歩行がもたらした人間特有の悩み」。パート1でこう述べましたが、実は、腰痛のほかにも、直立二足歩行が間接的な要因になっている不調やトラブルがあります。体の中でもとくに不調が生じやすいのが下半身。脳や内臓など大半の器官がある重たい上半身をのせている脚には、常に負担がかかっています。そのうえ、現代人は総じて運動不足。仙骨の角度を支える中殿筋《ちゅうでんきん》、腹横筋《ふくおうきん》をはじめとする骨盤周囲の筋肉が衰えているのです。

殿筋の発達により直立二足歩行が可能になり、人間の脳は進化し、今日の目覚ましい発展を遂げました。ところが、皮肉なことに世の中が便利になっていくほど、骨盤周囲筋群、腹横筋をはじめ姿勢を維持するための筋肉は衰え、仙骨を締めることができなくなっていきます。歩く機会が減って運動不足から筋肉が衰える、猫背や反り腰になる人が増える、それらが気づかないうちに体の不調へとつながっていきます。ここでは、骨盤周囲の筋肉が衰えた現代人に多くみられ、その改善に「仙骨締め」が効果をもたらす主な不調やトラブルについて解説します。

この不調、あの痛みに「仙骨締め」が効く！

体がゆがむと起こりやすいトラブル

腰痛、膝の痛み、首・肩のこり

外反母趾、O脚・X脚など脚の変形

股《こ》関節《かんせつ》の痛み、坐骨神経痛など

体の内側に生じるトラブル

頭痛、不眠、手足のしびれ

冷え性、便秘、消化器官系の不調

生理痛、生理不順など婦人科系の不調

仙骨の緩みが招く骨盤のゆがみがもたらす不調やトラブルは、体の内外を問わず全身にあらわれます。とくに生じやすいのが、腰からお尻にかけての痛み、脚の変形。仙骨は背骨とつながっているため、骨盤から離れた首や肩にこりや痛みが起こったり、常習性の頭痛の要因にもなります。

また、骨盤のゆがみにより血流が妨げられ、全身に栄養がうまく行き届かなくなるため、内臓や諸器官の働きも低下。手足のしびれ、冷え、便秘、さらには、生理痛をはじめ女性特有のトラブルも生じやすくなります。

●膝痛、股関節の痛み

人間の骨格を正面から見ると、骨盤の斜め下に大腿骨頭《だいたいこっとう》が接合し、その下につながる大腿骨は地面と垂直に伸び、大腿骨と大腿骨頭の角度は約130度であるのが正常な状態です。何らかの原因で、この角度が広くなっているのが、いわゆる「がに股」や「O脚」で、膝の内側に負担がかかり、痛みが生じやすくなります。反対に、大腿骨と大腿骨頭が狭い「うち股」や「X脚」では、痛みは膝の外側に出やすい傾向が。いずれにしても、膝痛には、仙骨の緩みから始まる偏った筋肉のつき方、頭の位置や足にかかる重心の位置であったりと、複雑な要因が絡みあっています。

膝と同様に股関節も、下肢の中で痛みを訴える人が多い部位です。股関節は、全動関節と呼ばれ、前後左右に動かすことができる関節。股関節痛は、股関節を保護している筋肉や靭帯《じんたい》に過度な負担がかかるための痛みで、股関節そのものは知覚神経がありません。それゆえ、何らかの原因で股関節がずれたり、変位角しても気づかないいま、体の軸はどんどんぶれていきます。

こうした股関節の異常を招く最たる原因も、やはり骨格のゆがみ。仙骨の緩みから

股関節のしくみと膝の向き

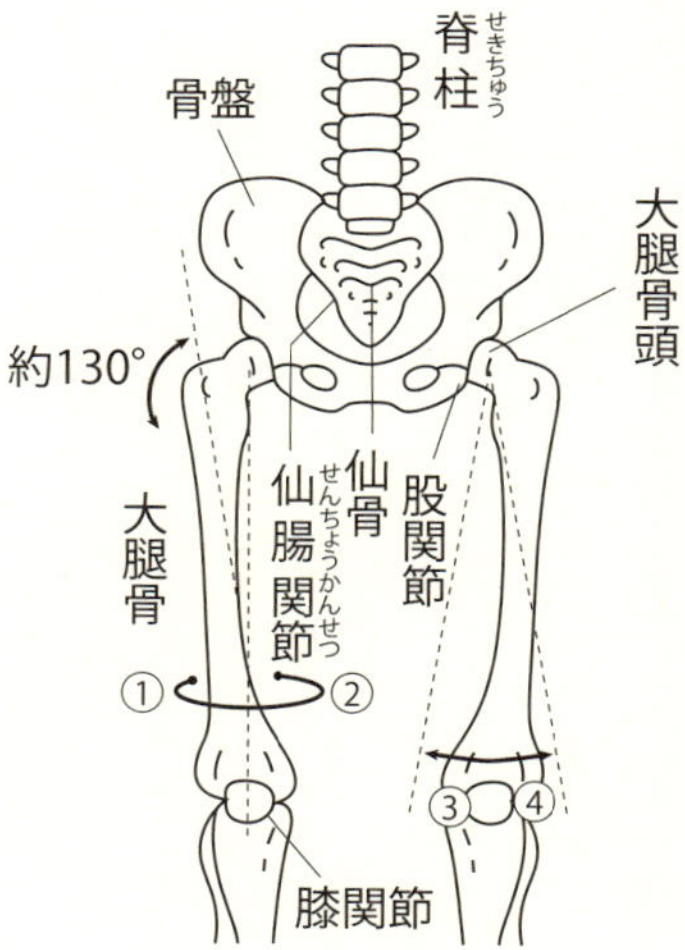

①外旋　②内旋
③内転　④外転

がに股、O脚の場合は①④のように膝が外向きになり、膝の内側に痛みが生じやすい。うち股やX脚では②③のように膝は内向き、痛みは外側に生じる傾向に。

骨盤がゆがみ、そこにつながる大腿骨から股関節へとゆがみは広がっていきます。とくに、仙骨が後傾し、腰が反った状態では、骨盤が前後左右にぶれやすく、重心もどちらかに偏ります。その結果、片脚だけに体重がかかり、膝、股関節をはじめ脚全体の痛みやゆがみを招くのです。

●首・肩のこり・痛み、頭痛、顎関節症《がくかんせつしょう》

首・肩のこり・痛み、頭痛。どれも仙骨から離れた部位で起こる不調です。痛みの要因はいろいろありますが、次のようなクセがある人は、骨盤のゆがみが最たる原因となっている可能性が考えられます。

●脚を組む、横座りをする
●立っているとき、無意識のうちに片足に重心をのせている
●うつ伏せや横向きでないと寝られない
●立ったまま、座ったままなど長時間同じ姿勢をとり続けることが多い

首・肩のこり、痛みは、首や肩の後ろの筋肉がこり、血流が悪くなることが直接的な原因といわれます。乳酸などの疲労物質が筋肉に蓄積し、ヒスタミンなどの痛み物質が生産されて痛みが起こるわけですが、慢性的な首・肩のこりや痛みがあるなら、骨盤のゆがみを疑ったほうがよいでしょう。

また原因不明の頭痛、上下の歯の噛《か》みあわせがアンバランスになることから起こる顎関節症も、骨盤のゆがみに起因していると考えられます。とくに、これらの不調に

骨盤のゆがみから起こる上半身のトラブル

真っ直ぐに立ったつもりでも、左右の肩の高さが明らかに違う場合は、骨盤にゆがみが生じているのは確実。上半身では、下のようなトラブルが起こりやすくなります。

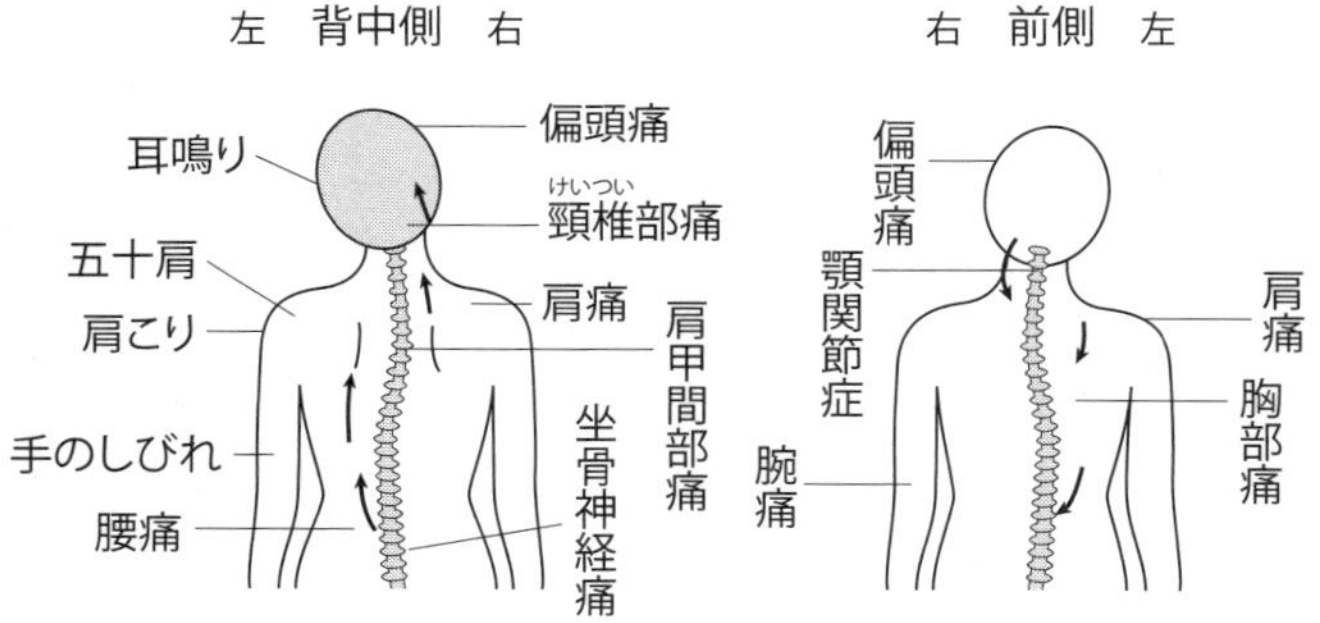

※右肩上がりの場合は、痛みや症状がでる側が逆になります。

腰痛が伴う場合は、確実に骨盤にゆがみが生じています。

軽度の頭痛であれば「仙骨締め」ですぐにやわらぎますが、頭痛は他の病気の症状としてあらわれることもあり、また顎関節症は、日常生活がままならないほどあごの接合部に激しい痛みを感じることもあります。気になるようなら、しかるべき専門医の診察を受けるようおすすめします。

●脚の変形、外反母趾《がいはんぼし》

大腿骨が外側にねじれ、両膝が外側に向くがに股。一見するとがに股と似ていますが、大腿骨が内側にねじれて起こるのがO脚です。うち股は、大腿骨が内側にねじれ、両膝が内向きになった状態。X脚は、同じく大腿骨は内側にねじれていますが、膝下は外側を向いています。また、膝関節がX形に折れ、膝はO脚のように内側を向いているためくるぶしの間が開いてしまうのがXO脚、逆にくるぶしはつくが、太ももがくっつかない場合をOX脚といいます。

これらは、いずれも骨盤のゆがみや歩き方のクセといった後天的な原因や生まれついての骨格などで起こる脚の変形です。後天的なものが原因となっている場合、どちらが先とは一概にいえませんが、骨盤がゆがめば歩き方が悪くなり、歩き方に変なクセがあれば骨盤がゆがむ、という〝逆相乗効果〟が生まれ、変形がすすみます。

また、骨盤がゆがむと、左右の脚の長さに違いが生じ、どちらか一方に常に体重がかかってしまいます。この状態で歩けば、足裏にかかる力は不均一となり、どこか一点に集中し、タコやウオノメ、外反母趾をはじめとする足指の変形につながります。

これらの変形は、男女を問わず起こりますが、どちらかというと女性に多いトラブル。とくに外反母趾は、女性に多く見受けられます。女性はかかとの高い靴を履く機会が多いというのもありますが、一番の原因は「骨盤の広さ」。男性に比べ女性は骨盤が広いため、大腿骨がずれやすいという骨格の特徴があります。

そして、もう一つ、深く関わっているのが「筋肉」です。腰まわりは、外に開くときに働く外転筋群、内側へ閉じるときに働く内転筋群という2つの拮抗する働きのある筋肉群で構成されています。日常動作では、体の外側についている大きな筋肉を主に使う習性があるため、真っ先に使うのは大きさでまさる外転筋群。男女を問わず、膝の間を離し、脚を開いていたほうが楽なわけです。そのうえ、女性は筋力が弱く、無意識のうちに大きな筋肉を優先的に使うため内と外の筋肉がアンバランスになり、脚が変形しやすいと考えられます。

美容上好ましくない脚の変形が気になっている女性は多いと思います。しかし、安心してください。「仙骨締め」で、股関節を緩めながら、重心を体の中心に据えることができます。同時に内転筋群、大殿筋も鍛えられるので、ヒップアップや太ももの引き締めといったプロポーションを整える効果も期待できます。

●便秘、肥満、冷え性、婦人科系トラブル

骨盤を支える腸腰筋、〝天然のコルセット〟と呼ばれる腹横筋、呼吸運動に関わる横隔膜から脚のつけ根にかけての深層筋。「仙骨締め」は、これらはもとより、表層筋をもコントロールし、横隔膜と骨盤底筋群を含め、一つの「小包」として体の中心部に大きな影響を与えます。

インナーマッスルは、文字通り体の深層部にあり、関節と細かにつながり、骨格を支える大切な役目をしています。そして、一般的な筋トレやスポーツでは体の表側の筋肉を主に使い、インナーマッスルは補助的にしか使われません。ところが、逆にインナーマッスルを鍛える際は、体の外側にある筋肉も一緒に鍛えられるのです。

熱を作り出す働きをしている筋肉は、体内で最もエネルギー消費の多い組織です。また体を動かすとき、各部の複雑な動きをコントロールするのもインナーマッスル。日常生活でも動作にムダがなくなれば疲労が軽減され、その結果、活動量が増え、体に蓄積された過剰な体脂肪を燃焼しやすくなります。また、筋肉は熱を作り、動かすことで血流を促進するので、冷え性の改善にも有効。内臓の働きを活発にして、便秘

インナーマッスルの中でもとくに大切なのがこの３つ

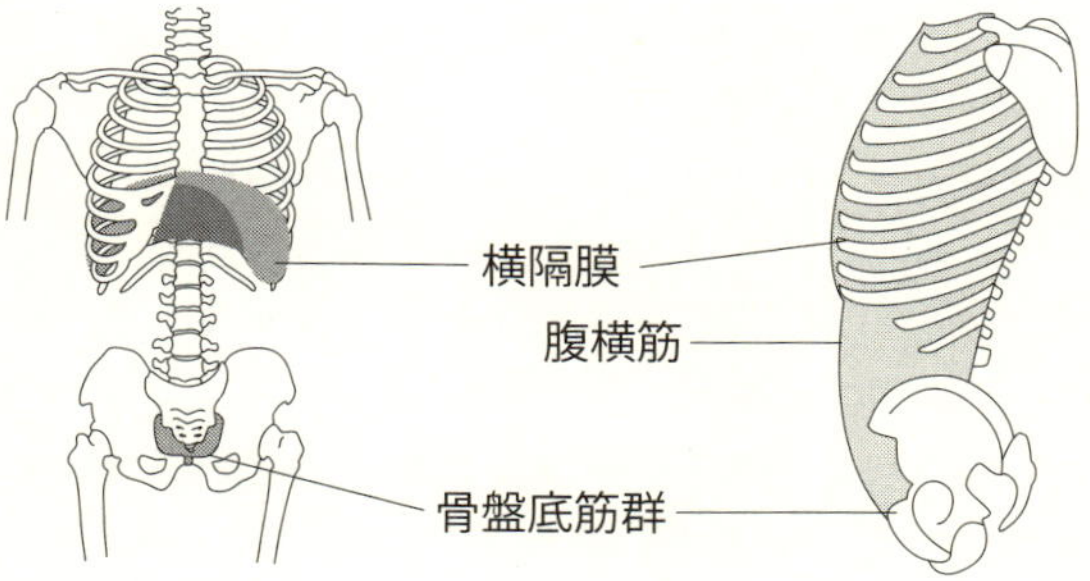

体の深層部にあるインナーマッスルを「小包」にして丸ごと鍛えられる「仙骨締め」。便秘や肥満、冷え性、婦人科系トラブルなど、内臓の働きと深く関わる不調やトラブルの改善には、インナーマッスルの中でもとくに上の３つが重要なポイントになります。

を改善し、内臓下垂によりぽっこり出たお腹もすっきりします。

また、冷えや子宮の硬直が原因とされる生理痛など婦人科系のトラブルにも、「仙骨締め」は効果を発揮。仙骨の角度を正常に保つ筋肉を鍛えることによって、骨盤や仙骨に靭帯でぶら下がっている子宮や卵巣なども正しい位置にあることができ、働きも促進されます。同様にそのほか尿漏れや頻尿の改善、痔の予防なども期待できるのです。

もっと知りたい仙骨の雑学

「仙骨で深層筋強化」のススメ

野球やゴルフ、テニスのように肩をよく使う競技では、肩の関節がずれて骨と筋肉がぶつかり、炎症が発生する「ぶつかり症候群」が多発します。これは、表層の筋肉が強すぎたり、逆に深層筋が弱くなるなどで筋力バランスが崩れると発生しやすくなる症状。高いパフォーマンスを発揮するために、瞬発力のある表層筋の強化が不可欠であるプロスポーツ選手ならではの悩みといえるでしょう。

そこで、彼らは深層筋強化をトレーニングに取り入れるわけですが、これにはさらにもう一つメリットが。スポーツに限らずすべての動作の信号は、脳→脊髄→末梢神経→深層筋→表層筋と伝わっていきます。深層筋を強化すれば、この伝達のスピードと精度がアップ。練習を重ねて技を磨き、トレーニングで体を鍛え、そして、深層筋を強化してこそ素早く、正確な動きが生まれてくるというわけです。

なにより深層筋は、骨格を支え、体の軸を安定させる筋肉です。しかも、目に見えないこの筋肉の衰えは深く静かに進行。仙骨を動かすときは、その深層筋を総動員して使います。背中を伸ばしてお尻と肛門にグッと力を入れて、仙骨を締める。その瞬間ごとに、体は内側から変わっていくのです。

Part

3

実践！「仙骨締め」で腰痛を封じる

腰痛を治して健康な体を取り戻したい！
そんなあなたがやるべきことは
１日３分の「仙骨締め」。
たった１つの動きが悩みの種の腰痛を
体の内側から取り除いてくれます。

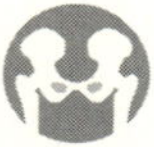

ごろ寝に技あり！　仙骨のコツで腰痛を封じる

悪いクセを治すより「仙骨締め」が早道

骨盤《こつばん》をゆがめ、腰に負担をかける姿勢や歩き方をしてしまうのはなぜでしょう。まさか腰痛になりたいと思ってしている人はいないはずです。答えは「それが楽だから」だと思いませんか？　もともとの骨格、筋力不足など理由は人それぞれですが、背中を丸めたり、片足に重心をかけたりするほうが楽だからついやってしまうのです。

骨盤のゆがみは、そうした姿勢、日常の動作、歩き方の〝悪いクセ〟が引き起こすもの。整体やカイロプラクティックでゆがみを正してもらっても、〝悪いクセ〟をあらためない限り、骨盤は再びゆがんでしまうのです。とはいえ、長年のクセは一朝一夕にはあらためられない。本人も無意識にしているのが〝クセ〟ですから、いつまでたっても骨盤のゆがみも腰の痛みも治らないわけです。

歯磨きをしないと虫歯になりやすいのと同じで、腰痛を招く骨盤のゆがみを正すのも、体の手入れの一つ。そう思って、「仙骨締め」を毎日続けてください。1回にか

腰痛の種は尽きまじ

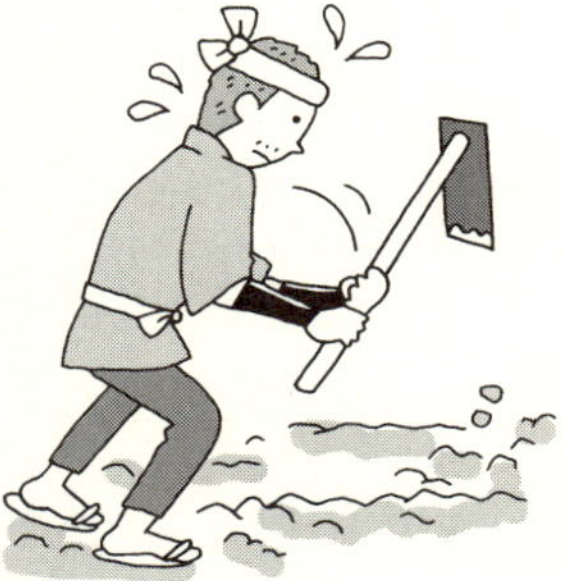

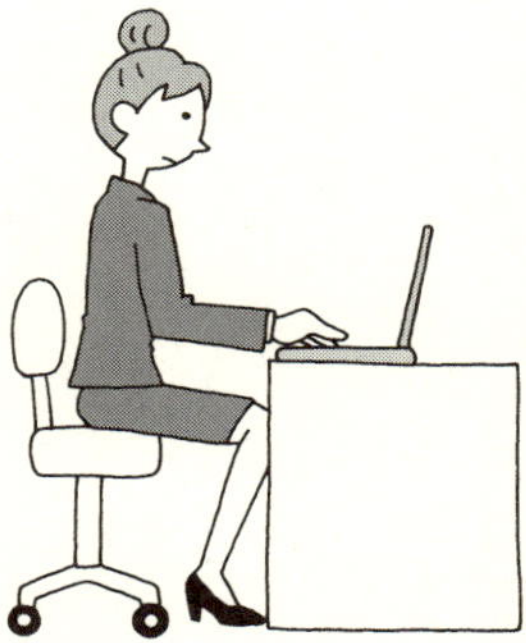

腰痛になりやすいからといって仕事をやめるのは難しい。「仙骨締め」を続けながら、腰痛を誘発する姿勢やクセを改善していきましょう。

ける時間は歯磨きと同じ3分程度。次ページから順を追って説明しますが、まずバスタオルを1枚用意しておいてください。やり方も簡単ですから、誰でも無理なく続けられるはず。楽だからやっていた悪いクセがもとでなった腰痛は〝楽で簡単なこと〟で封じましょう。

バスタオル1枚で「仙骨締め」の達人に！

手元にバスタオルは用意できましたか？　できれば少し厚めで、大きなものがいいでしょう。バスタオルは、これから始める「仙骨締め」を、初めての人でも効果的に行えるように、ちょっとした〝仕掛け〟を作るために使います。

私は、この仕掛けを「腰まくら」と命名したのですが、その名の通り、腰の下に敷く枕です。これから、皆さんが毎日実践する「仙骨締め」は、62〜63ページで紹介した「安楽位」という寝姿勢で行います。「ごろ寝で腰痛が治るの？」と疑問に思うかもしれませんが、実は、この姿勢と「腰まくら」の組み合わせが〝仙骨のコツ〟。筋肉をリラックスさせ、腰と背中が程よく伸びる安楽位で、お尻の下に枕を敷くと、仙骨は「締め」の状態になります。床に背中がついているので、猫背にならず、あごも自然と引いた姿勢に。「仙骨締め」に慣れてくれれば、立ったままでも、椅子に座った状態でもできるようになります。

バスタオルは、左ページの説明のように縦横とも三つ折りにして使います。出来上がったときに、全体が幅50センチ、奥行き30センチくらいになるのが目安。「腰まく

腰まくらの作り方

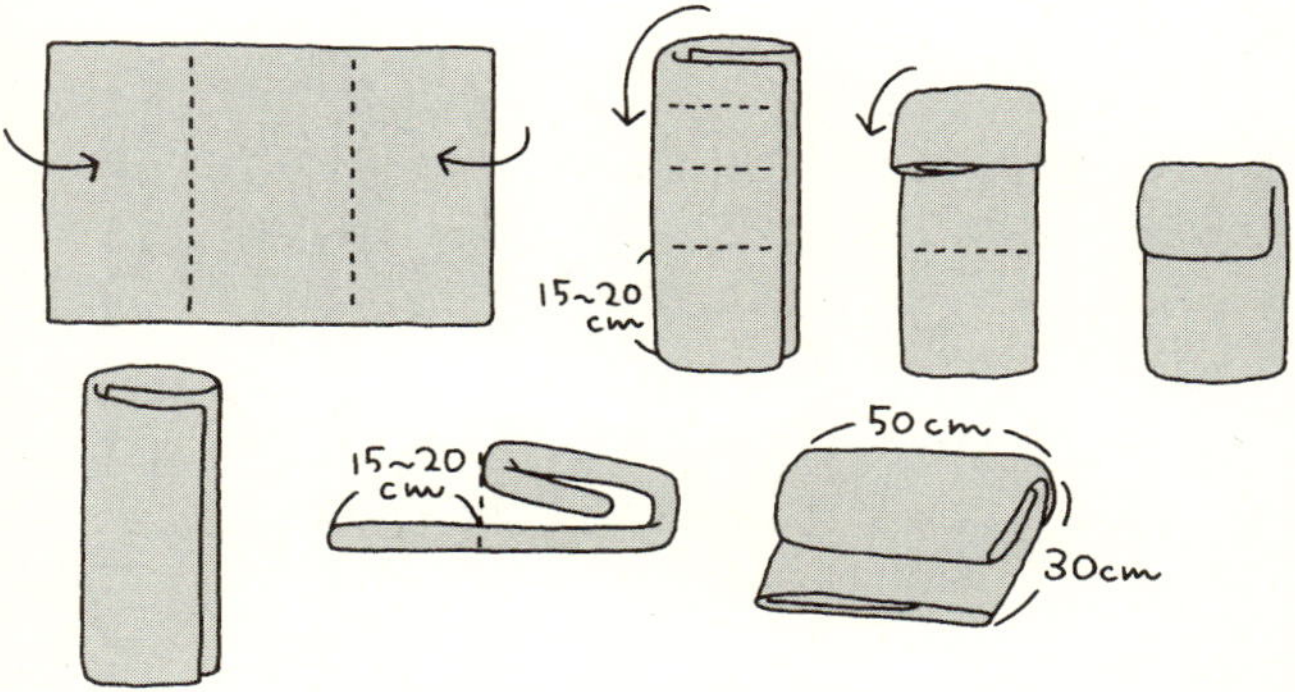

①バスタオルの長い辺を３等分して、両端を内側にたたむ。
②片側を15〜20cm残して、３等分し、反対側から内側にたたむ。

ら」の上にお尻がしっかりのるように、各自で幅を調節してください。腰にあたる側を長めにするのもポイント。こうすることで「腰まくら」の腰があたる部分に傾斜ができ、自然とお尻を上に突き出す体勢になって仙骨が「締め」の状態になるのです。

手元に適当なバスタオルがなければ、ひとまず硬めの座布団を二つ折りにして使ってもかまいません。まずは腰まくらの用意を。次は「仙骨締め」を効果的に実践できる「腰まくらのあて方」について説明します。

「腰まくら」はこう使う

腰まくらは、仙骨を意識するという感覚がつかめない初心者の人でも、効果的に「仙骨締め」ができる正しい姿勢をサポートするものです。バスタオルをたたんだのは、背中が自然と伸びるように傾斜をつけるため。腰やお尻が沈みこんでしまうような薄手のバスタオルやふわふわしたクッション、座布団は不向きです。また、枕で代用してもよいのですが、その場合も、そば殻枕のような硬めで少し弾力のあるものを使ってください。

腰まくらが用意できたら、さっそく床に置いてお尻をのせてみましょう。腰まくらは折りたたんで高くなったほうが足、端をたたまずに伸ばした側が頭の方向に向くよう床に置きます。仰向けになったら、膝を直角に曲げて立てます。このとき、骨盤の一番張り出した部分、左右の腸骨を結ぶ線が、腰まくらの折り目と重なるようにすることが基本ですが、少し脚側に下げてもかまいません。腰と床の間にすき間ができるような高さにすると腰の圧迫部位も自然と伸ばされ、「仙骨締め」運動の効果も大きくなります。

腰まくらの使い方チェックポイント

□ 腰まくらの折り目が「足」、たたまずに伸ばした側が「頭」の方向に向くように床に置く。

□ 左右の腸骨（骨盤の左右の一番張り出した部分）を結ぶ線が、腰まくらの折り目と重なるようにしてお尻をのせる。

□ 安楽位になった際、左右の足の間隔は「握りこぶし1つ分」開けるのが目安。

腰まくらは購入も可能です

先に紹介したように、適度の硬さであれば、市販の枕、厚手のバスタオルなどで構いませんが、より快適かつ適切な利用のために専用の「腰まくら」が販売されています。４種類のカラーバリエーションで、価格は８８００円（税込み・送料別）。詳しくは日本武道学舎まで電子メールにてお問い合わせください。

●腰まくら問い合わせメールアドレス

makura@nihonbudogakusya.com

始める前にもう一度「姿勢」を確認しよう

「仙骨締め」は、姿勢が非常に大切です。腰まくらを使うのも、床に仰向けになって行うのも、正しい姿勢をとるため。しかし、猫背や反り腰といった悪い姿勢がクセになっていたり、もともとの骨格によっては、説明通りの姿勢がうまくとれないことがあります。

「仙骨締め」の姿勢チェックポイントは次の３つ。前項の要領で基本姿勢（Ｐ84）になり、一つずつしっかり確認してください。

●後頭部、首の後ろ側が床に接している
●背中全体が床と接し、腰と床の間にすき間がない
●足を肩幅程度に開いて、膝を直角に曲げて立てたとき、足の裏が床に接している

正しい姿勢は、「仙骨締め」をより効果的に実践するため、また日常的に仙骨を意識して、腰痛の再発を防ぐうえでも大切なポイントです。どれも簡単なことですから、この３つのチェックは、できれば毎回行いましょう。

「うんこ我慢の姿勢」と比べてみよう

仙骨締めの基本姿勢

①首の後ろ側
首を伸ばして後ろ側を固定

②背中
首筋から肛門まで一直線

③腰
後方に押しつける

④足の裏
床にぴったりつける

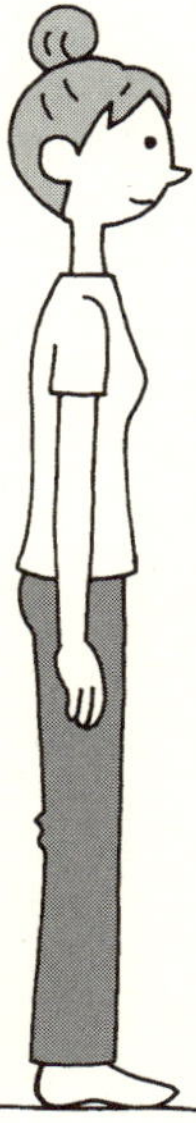

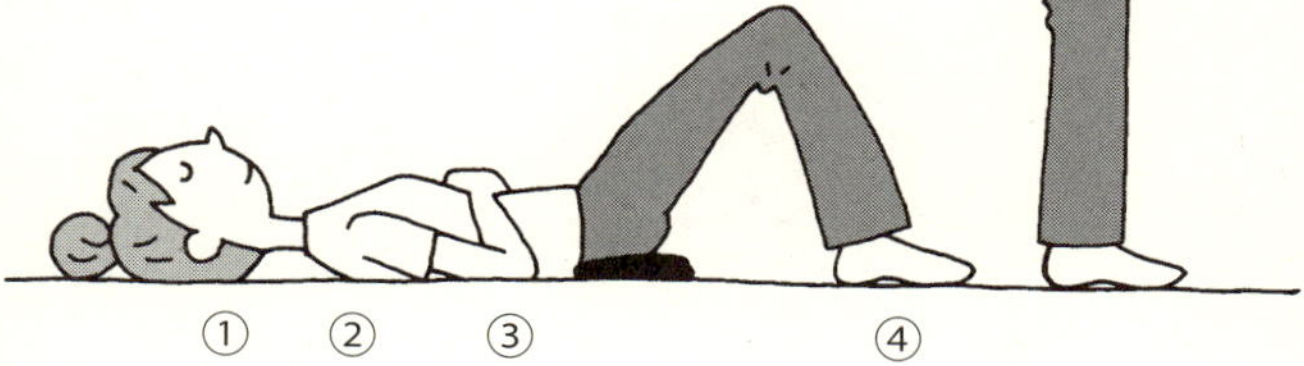

1日3分。「仙骨締め」で腰痛を治す！

楽で簡単なことは継続しやすい、とはいっても実際に毎日実行するのは難しいもの。しかし「継続は力なり」といいます。1日3分、自分の都合のよいときに行ってください。ただし、ある程度時間帯を決めておいたほうが習慣として根づきやすいといえるでしょう。また、たった1つの簡単な動きとはいえ、横になって行うのでリラックスできる場所と時間帯を選ぶことも大事。ゆったりとくつろげる状態であれば、背中や腰の筋肉も緊張がほどけ、「仙骨締め」の効果もより高まります。

場所は、自分が落ち着けて、安楽位をとれる広さがあれば十分。畳やカーペットを敷いた床の上で行います。硬い床や横になると背中がひんやりと冷たく感じる場合は、マットやラグを敷くとよいでしょう。ふわふわしたベッドや布団は、「腰まくら」の効果が半減するので避けてください。

あとはゆっくりと呼吸しながら動作をくり返すだけ。腰まくらを敷いて、さっそく「仙骨締め」を始めましょう。

腰痛封じ「仙骨締め」5ヵ条

1 必ず腰まくらを使う

82～83ページの要領で腰まくらを作り、お尻の下に敷いて行いましょう。

2 正しい姿勢で行う

効果的に実行するには姿勢が大事。動作に入る前に正しい姿勢になっているかどうかを確認！

3 ゆっくりと呼吸しながらくり返す

呼吸は止めないこと。動作に合わせてゆったりとした呼吸をくり返します。

4 3分ほどくり返す

落ち着いてできるときに、最低でも1日3分は実行。体の動きをよくし、筋肉疲労をやわらげる効果もあるので、腰痛改善と予防には、朝と晩に実行すると理想的。

5 仙骨を意識する

「仙骨締め」の動作を行うときはもちろん、仙骨を動かすことに慣れてきたら日常生活でも仙骨を意識してみましょう。

次は「仙骨締め」にトライ！

実践・仙骨締め

ここまでに、いくつか「仙骨締め」のコツを紹介していますが、ひとまず頭の中をからっぽにし、まずは気軽に実行。基本姿勢がきちんととれていれば、「仙骨締め」の動作は実に簡単です。背筋を伸ばしたまま、首の骨を床に押しつけるように固定し、仙骨を体の内側に向けて締める。要は、先に説明した「うんこ我慢の姿勢」を仰向けで行えばいいわけです。

安楽位で行う「仙骨締め」は、立ったままのときより、首の後ろ側が固定しやすく、腰まくらの効果で仙骨の締めも強めにできます。たとえば、お尻の割れ目に薄い紙を挟んでいるとします。お尻の力が抜けると紙は落ちてしまう。この紙を「絶対に落とさない！」、そんなつもりでお尻にグッと力を込めて行ってください。

お尻に力を入れて、仙骨を締める。これができれば、あとは力を抜いて緩めるだけ。腰の痛みに悩まされている人は、一回でも「仙骨締め」をやってみると、その心地よさがおわかりになると思います。

仙骨締め・動作の流れ

仙骨の状態

腰まくらをあて基本姿勢

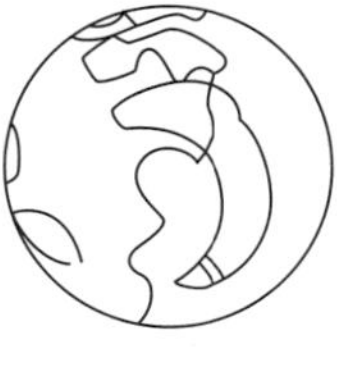

腰まくらにお尻をのせ、床に仰向けになり、足を肩幅に開いて膝を立てる。膝の角度は直角を基本とし、腰と床の間に手が入るくらいにすき間ができる場合は、背中が伸びるように足の位置、膝の角度を調節する。

仙骨を締める

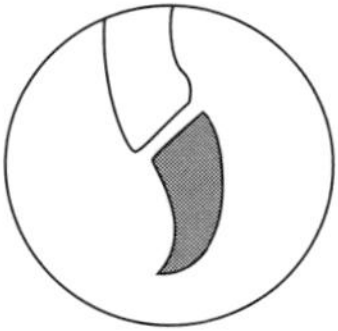

下腹部をへこませて、背中、腰をさらに床に押しつける。このとき、仙骨は「締め」の状態。

仙骨を緩める

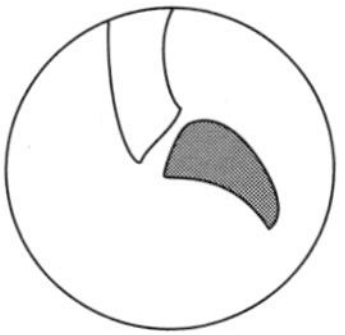

下腹部、背中、腰の力を緩め、基本姿勢に戻る。

以上の動作を、「締め」のときに息を吐き、力を緩めながら息を吸う、という要領で、ゆっくりとした呼吸に合わせて3分ほどくり返す。

仙骨のコツ・呼吸をうまく使う

あらゆる生物が生きるうえで欠かせないのが「呼吸」。呼吸が数分でも止まれば脳へのダメージは避けられず、死に至ることさえあります。姿勢が悪いと、呼吸が浅くなり、体は常に酸欠気味で脳の働きも低下します。一般に猫背や反り腰の人は、呼吸が浅くなりがちですが、「仙骨締め」で首を後ろに固定させると空気が出入りする気道が広く確保でき、呼吸が楽になります。

「仙骨締め」では、動作に合わせて吸う、吐くをくり返す程度で、呼吸についてはとくに言及していません。「仙骨締め」は、自然呼吸でも十分に効果が得られ、呼吸も改善されていくからです。しかし、その効果をさらに高める呼吸法についても紹介しておきましょう。これらを取り入れることで、体のさまざまな働き、とくに脳の機能や深層筋が強化され、精神的な疲れやストレスを緩和する作用もあります。

私たちは、ふだん無意識に呼吸していますが、吐くことと吸うことは、それぞれ重要な役目を担っています。座禅やヨガでは、息を吸うときの倍の時間をかけてゆっくりと少しずつ吐き出すのがよいとされ、息を吐くときの意識が大切だといいます。し

呼吸のしくみ

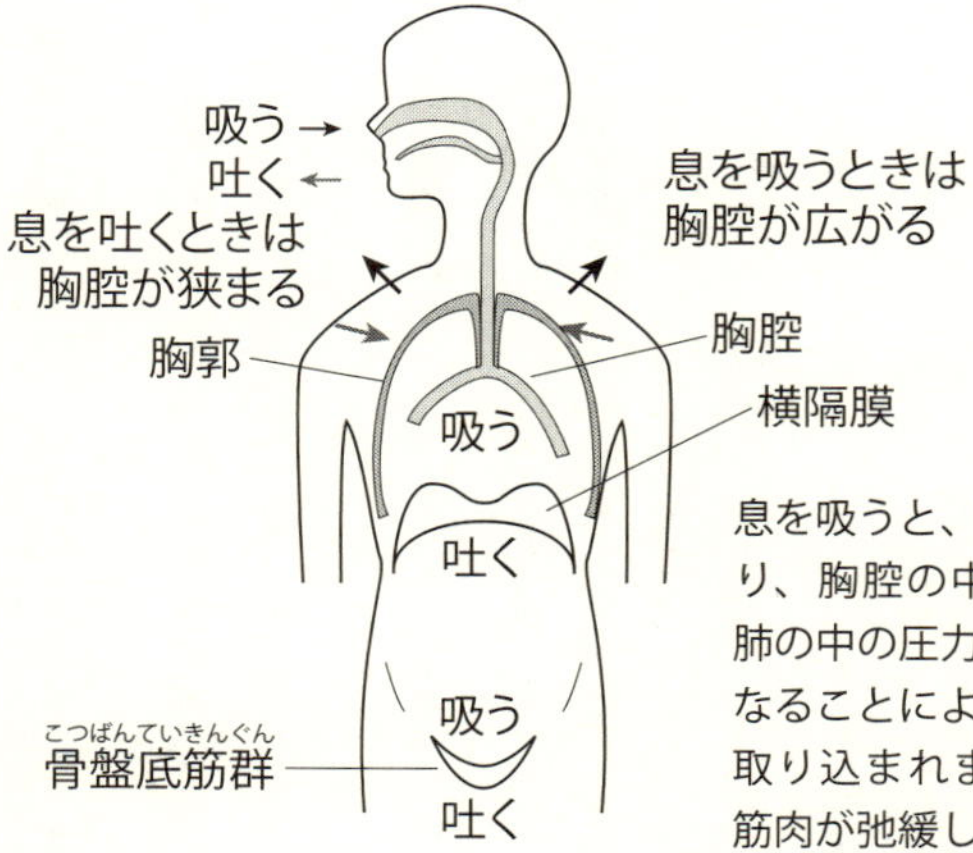

息を吸うと、胸郭が広がり、胸腔の中の圧力が、肺の中の圧力よりも低くなることにより、外気が取り込まれます。逆に、筋肉が弛緩して胸腔の中の圧力が高くなると、息が吐き出されます。

っかり息を吐ききれば、あとは自然に空気は入ってくる。また、体の中の空気を全部吐き出せば、新鮮な空気をたくさん取り込み、それが体のすみずみまで届き、細胞の働きが活発になるというわけです。

一流スポーツ選手が、トレーニングの前後に行う入念なストレッチにあたるのが「呼吸」。「仙骨締め」を行うときは自然呼吸でかまいませんが、その前後に、次に紹介する呼吸法を取り入れてみてください。

腹式呼吸で内臓をマッサージ

肺は自らは収縮をしない臓器で、呼吸するたびに空気を出入りさせるのは、肺を囲む筋肉の働きです。呼吸法にもいろいろありますが、その一つが、ここで紹介する「腹式呼吸」です。スポーツインストラクターが深呼吸を指導するときに「息を吸うときにお腹を膨らませて、吐くときはペタンコに」といいますが、これが「腹式呼吸」。ちなみに、肋間筋《ろっかんきん》など胸部の筋肉を使い胸腔を広げるのを「胸式呼吸」、肩を上げ下げさせ胸腔を広げる呼吸を「肩呼吸」と呼びます。

腹式といっても、実際にお腹に空気が入るわけではありません。俗にみぞおちと呼ばれる胃の上あたり、胸とお腹の境目にある横隔膜という筋肉を上下させ、広がった胸腔に空気を取り込みます。筋肉は大半が縦方向についているのですが、横隔膜は横方向についた膜状、固まりではなくドームのような形状の珍しい筋肉です。

この横隔膜の呼吸における働きをドーム球場の屋根にたとえて説明してみましょう。まず横隔膜の上部は、息を吸うとドームの屋根の中央がへこみ、左右は逆に押し上がり、息を吐くと元に戻ります。そして、下部は息を吐くと下に押し出され、息を

腹式呼吸

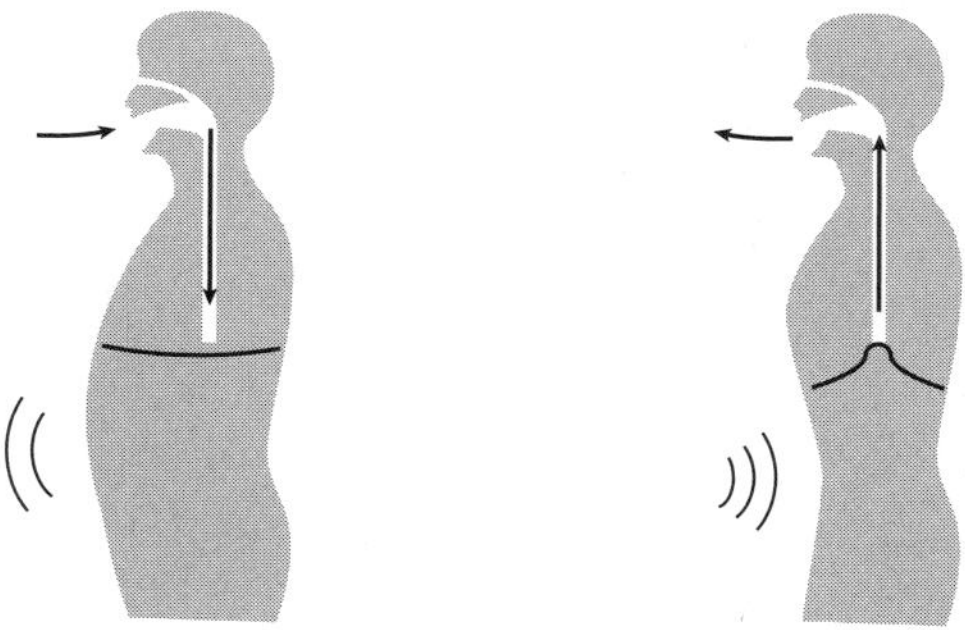

お腹を膨らませ鼻から息を吸い、お腹をへこませて口から息を吐く。姿勢は立位、座位、安楽位のいずれでもＯＫ。「仙骨締め」の前後に２〜３分ほどゆっくりとくり返す。運動時、力を入れるときに息を吐くよう意識して腹式呼吸を取り入れると運動の効果が高まります。

吸うと戻る、という逆の動きに。呼吸するたびに、横隔膜の上部は肺に、下部は骨盤底筋群に刺激を与えます。また、横隔膜周辺には、ほかにもたくさんの臓器があり、横隔膜を使う腹式呼吸は、内臓のマッサージもしているわけです。

消化機能が促進されて便秘は解消。腹腔内の内臓へ入る血液循環がよくなり、内臓疾患のリスクが減る。また、内分泌腺の機能や自律神経の働きを整え、ストレス抑制や若返り効果もあるといわれます。

逆腹式呼吸で全身爽快

逆腹式呼吸は、横隔膜を使う腹式呼吸の一つです。息を吸うときにお腹をへこませ、吐くときにお腹を膨らませるこの呼吸法で、大切な働きをするのが腹腔。横隔膜の動きと連動する腹腔の収縮と拡張が〝第二の心臓〟の作用を果たすのです。

腹腔とは、横隔膜や腹壁に囲まれた空間。その下には骨盤があります。腹式呼吸では、吸うときも吐くときも腹腔全体の容量はさほど変わりません。ところが、息を吸うときにお腹をへこませる逆腹式呼吸では、横隔膜が下がり前腹壁も収縮するため、腹腔全体の容量が小さくなります。つまり腹腔の収縮、拡張の振り幅が大きくなり、血行を促進し、内臓マッサージ効果も一段と高まるというわけです。

呼吸に重要な役割を果たす横隔膜が働かないと私たちは生きていけません。重要で、実に働き者の筋肉なのですが、さすがの横隔膜も疲れてしまうことがあります。たとえばしゃっくりは、横隔膜などの呼吸筋や肋間膜が、疲労により緊張して、痙攣《けいれん》を起こしている状態。肩こりと同じで、筋肉のこりをほぐし、血液の流れをよくしなければなりません。横隔膜の緊張は、臓器や筋肉に悪影響を及ぼすことがあり、反対

逆腹式呼吸

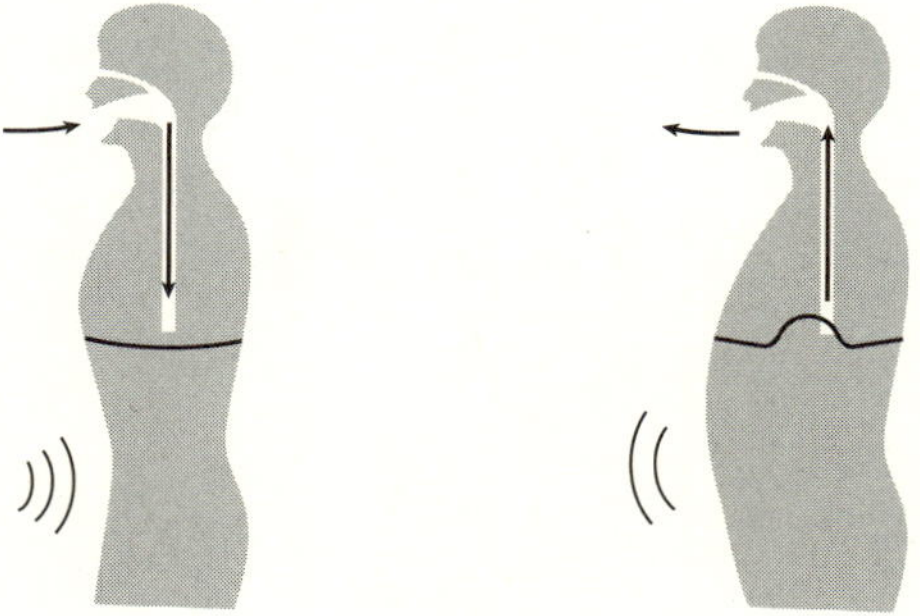

お腹をへこませ鼻から息を吸い、お腹を膨らませて口から息を吐く。「仙骨締め」の前後に２～３分ほどゆっくりとくり返す。内臓の働きを整え、リラックス作用にも優れているので、体調の優れないときや心身の疲れを感じたときにも。

に緊張を緩めることで、内臓の働きは活発になり、体が軽く動きやすくなるのです。

腰痛をはじめ体の不調改善や健康増進をするうえで、仙骨が〝骨のコツ〟としたら横隔膜は〝筋のコツ〟。その横隔膜をすこやかにする方法の一つが逆腹式呼吸です。高いリラックス作用もあるので、「仙骨締め」の前後のみならず、ストレスや緊張をほぐしたいとき、疲れがたまったときにもぜひ逆腹式呼吸を試してください。

仙骨のコツ・＋1の筋力トレーニング

腰痛になる原因の一つに、筋肉が少ないことがあります。筋肉が少ない人、筋肉に力がない人は、体を左右均等に保ち、十分に支えることができず、骨盤をはじめ骨格がゆがんでしまうのです。「仙骨締め」で正した骨盤も、それを支える筋肉がしっかりしていないままでは、いずれゆがみを生じ、腰痛も再発します。

そもそも腰痛持ちは総じて、姿勢に悪いクセがある、体全体に占める筋肉量が少ない、筋力が低下しているといった腰痛を招きやすい要素を抱えているもの。「仙骨締め」と同時に、骨盤を支え、正しい姿勢を保つのに必要な筋肉を積極的に鍛えていくことをおすすめします。

それでなくとも腰が痛いのに筋力トレーニングなんてとても無理。必要性はわかるけれど、忙しくて時間がない。それぞれに理由はあると思いますが、なにもわざわざ筋トレのために時間をさいたり、スポーツジムに通う必要はありません。腰痛の再発防止にこれだけは鍛えておきたい、という筋肉とその鍛え方を紹介します。

特別な運動をしなくても、日常生活において体を動かす機会はたくさんあります。

ただ、正しい姿勢を保ち、動きをするうえで大切なのが筋肉。必要最低限の筋肉がなければ関節に無理な負担がかかり、それが続けば運動どころか日常の行動にさえ支障をきたすことになりかねません。

本書で紹介する筋トレは、いずれも、毎日行う「仙骨締め」と一緒にでき、動作も簡単。お腹、腰まわり、下半身のシェイプアップ、老化防止など付加的メリットもありますので、ぜひ「仙骨締め」と組み合わせて実行してください。

どの筋肉を鍛える?

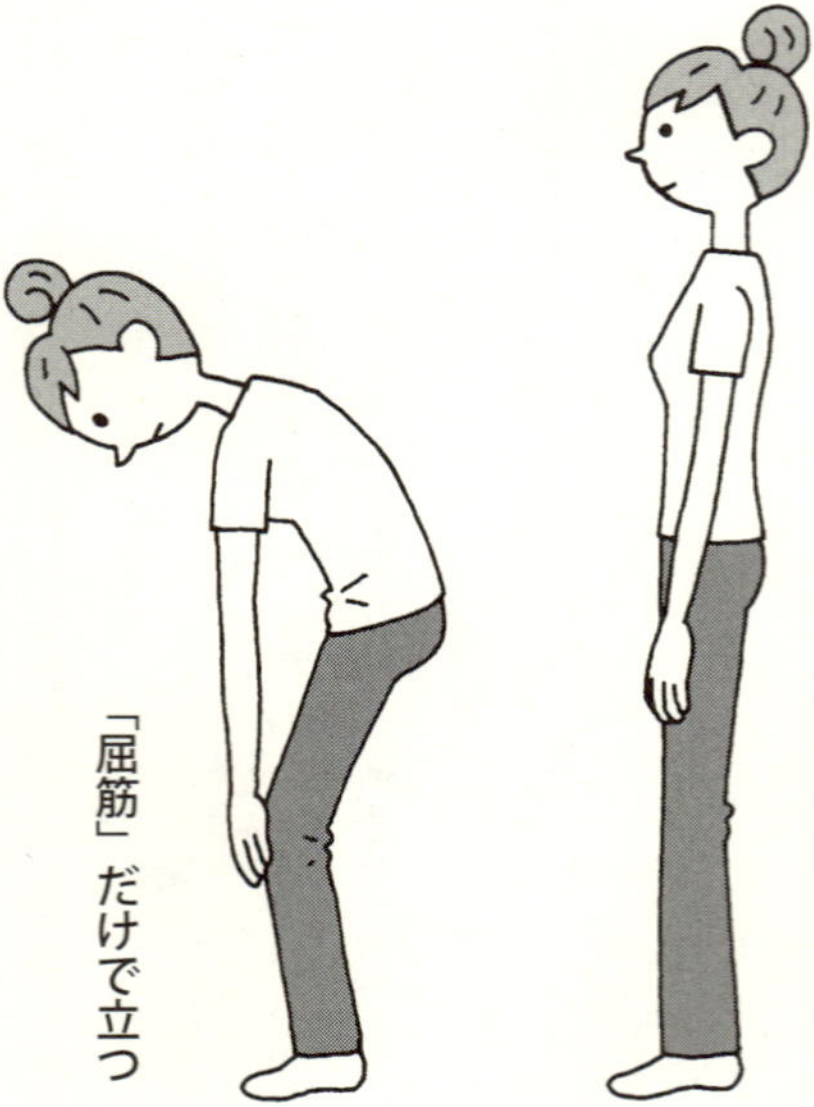

「伸筋」だけで立つ

「屈筋」だけで立つ

筋肉は、体を動かす方向で2つの種類に分けられます。主に関節を伸ばすときに使う「伸筋」。関節を曲げるときに使うのが「屈筋」。また、体の縦中心線に向かって左右から力を集めるような動きも、伸筋と屈筋の働きです。

　まず、上の図を見てください。左は、屈筋だけ使って立ったときの状態。膝も腰も曲がり、猫背になってしまいます。一方、右のように伸筋だけを使うと、背筋が伸びた正しい姿勢になるのです。これは極端な表

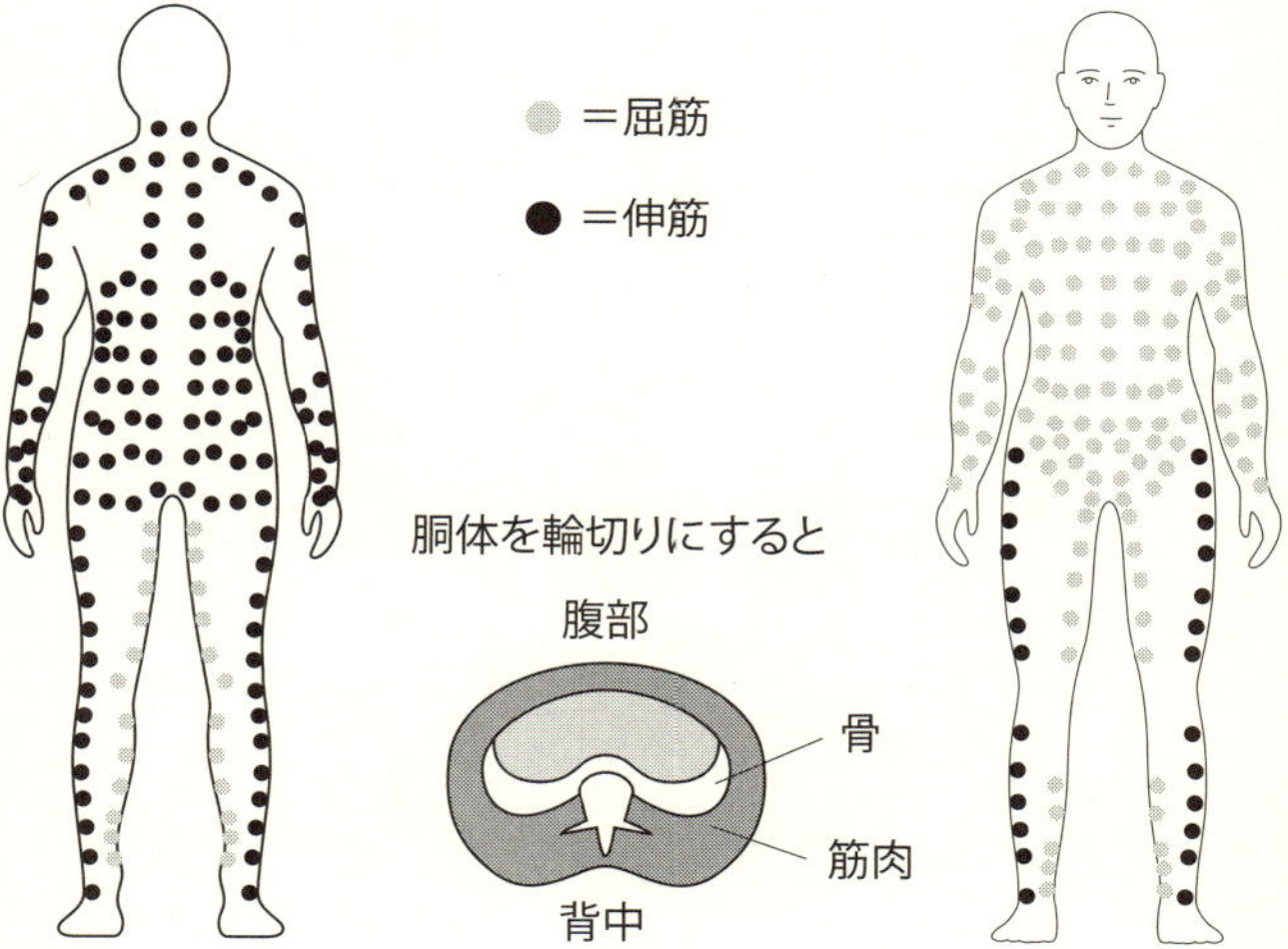

現ではありますが、よい姿勢を保つには、背中を中心とした伸筋を使うことが重要だということがわかると思います。

伸筋を使う＝鍛えるメリットは、もう一つ。上の図は、胴体を輪切りにすると骨と筋肉がどうなっているかを表したものです。腹部と比較して、数も量も多い背中側の筋肉を鍛えたほうが効率がよいのは明確。腰痛の再発防止に不可欠な筋肉の強化との二重の効果が得られるのです。

＋1筋トレ［殿筋］

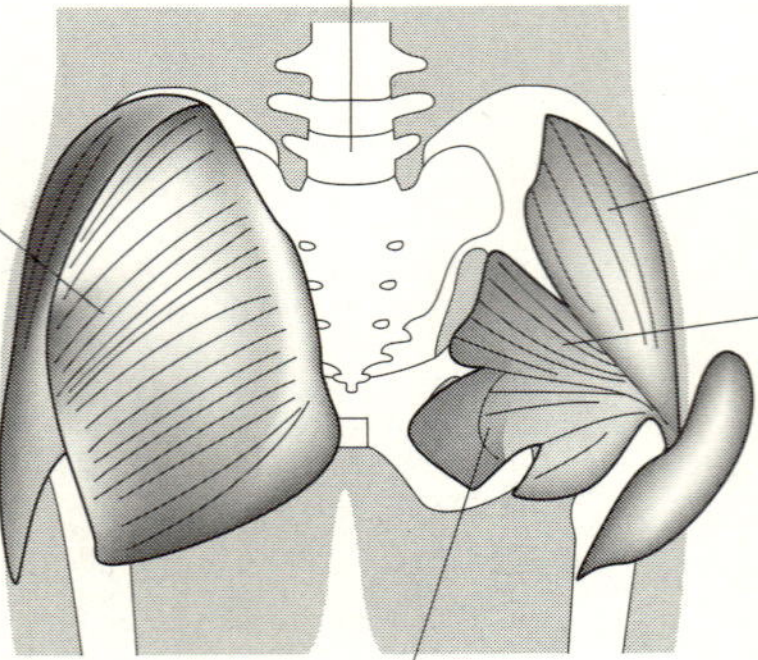

殿筋《でんきん》とはお尻の筋肉の総称で、いわゆる「お尻のほっぺた」にあたるのが大殿筋と中殿筋です。大殿筋は、足を後ろへ跳ね上げる動きやジャンプ時などに、中殿筋は、足を外側に広げる動きに働く筋肉。太ももの筋肉とつながっており、脚を前後に動かす際に使われるほか、骨盤や股関節を支えることも重要な役割の一つです。これらの筋肉を鍛えることは、腰痛の改善、再発防止にはもちろん、お尻全体の引き締め、ヒップアップにも有効。お尻と太ももの境

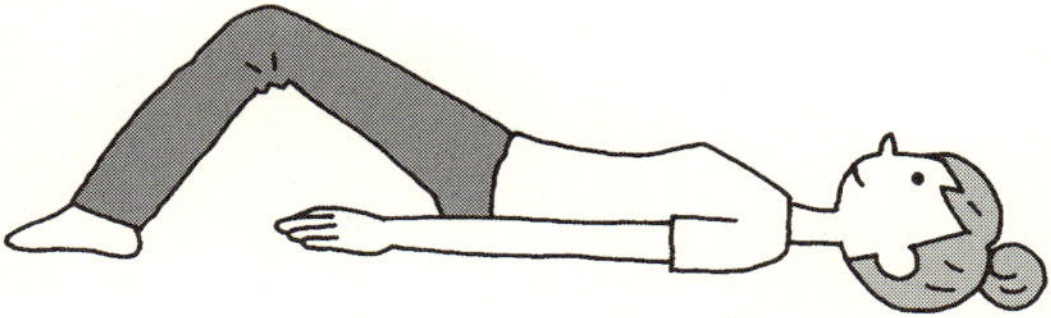

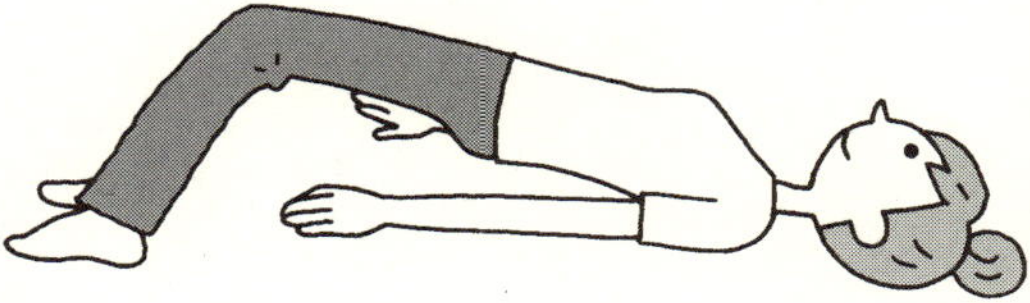

①「仙骨締め」の基本姿勢（P86）になり、両腕は、手のひらを下に向けて体側に伸ばす。息を吐きながら、ゆっくりお尻を持ち上げて３秒止める。

②息を吸いながら、ゆっくりと戻し、３秒緩める。

●①②で１回として、10回を目安にできる回数行う。

目の部分「殿溝」の筋肉を鍛えることによって、基礎代謝が上がり、脂肪燃焼やウエストまわりの引き締めの効果も期待できます。また、仙骨と大腿骨のつけ根の大転子を結ぶ筋「梨状筋《りじょうきん》」の強化にもなり、坐骨神経痛をはじめ股関節まわりの筋肉や筋、神経の痛みの緩和と再発防止に役立ちます。

ここで紹介するのは、腰への負担が少ない殿筋の鍛え方。胸から膝頭、背面は肩甲骨から膝裏までを一直線に伸ばしたまま、お尻を上下させる意識で行ってください。3秒かけて息を吐きながらお尻を上げ、息を吸いながら戻す、という動作をゆっくりとくり返します。

＋1筋トレ［内・外腹斜筋］

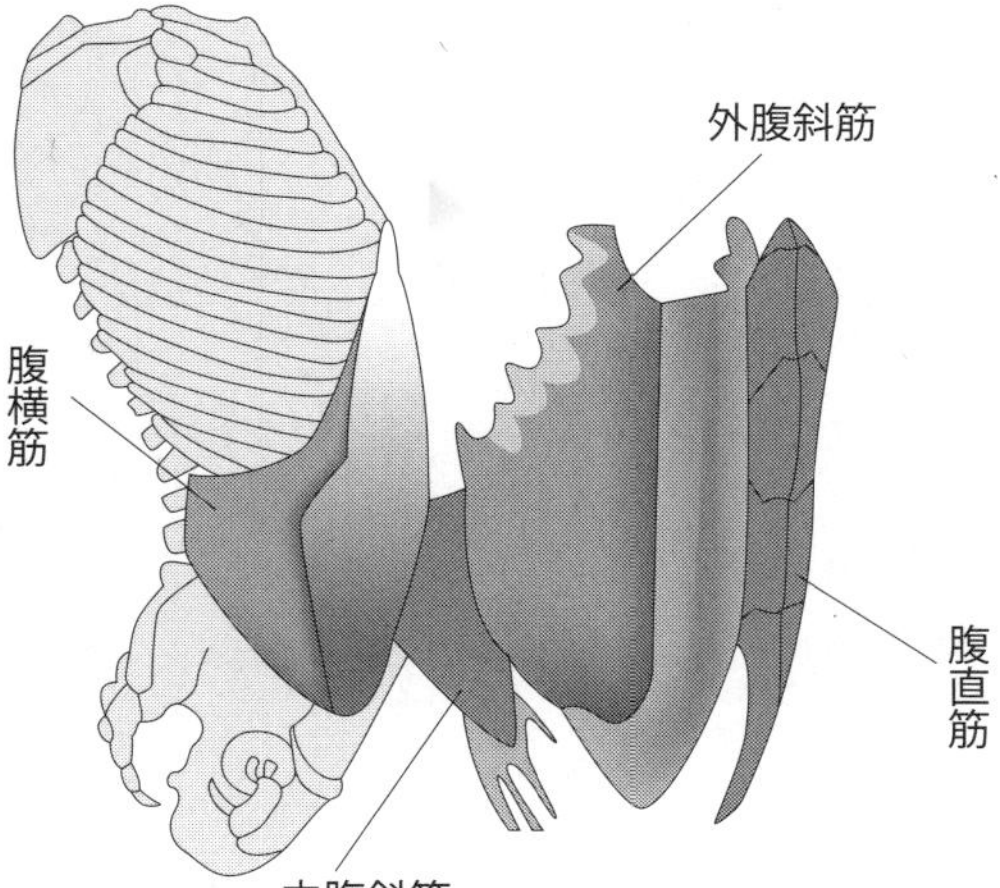

「腹斜筋《ふくしゃきん》」は、一言で表現すると腰をひねるときに使う筋肉。外腹斜筋と内腹斜筋という2つの筋肉で構成されています。位置としては、腹直筋《ふくちょくきん》の両脇、肋骨《ろっこつ》の下部と骨盤の間にあり、表層つまり体の外側に外腹斜筋、その内側にあるのが内腹斜筋。腹壁を作る筋の一つという役目も担い、腹腔内圧を高めたり、内臓の位置の安定、排便を助ける働きもしています。この筋肉群はウエスト（くびれ）を作るための筋肉でもありますから、プロポーションが気になる

女性にとってはぜひ鍛えておきたい部位。また、腰を外側から支える筋肉であり、お腹の真ん中に位置する腹直筋より鍛えやすいので、男女を問わず腰痛持ちの人は、しっかり鍛えておくことをおすすめします。

腹斜筋は「腰をひねる」ときに使う筋肉ですから、鍛えるにもここで紹介するような腰を回転させる動作が有効です。ただし、力いっぱい腰をひねったり、反り腰で行ってしまうと、腰のラインでねじれが生じ、腰椎に負担がかかるので要注意。コツは「うんこ我慢の姿勢」で呼吸に合わせて行うこと。とくに腰をひねる際は息を吐き続け、最後に膝が曲がったら吐ききるよう意識して行ってください。

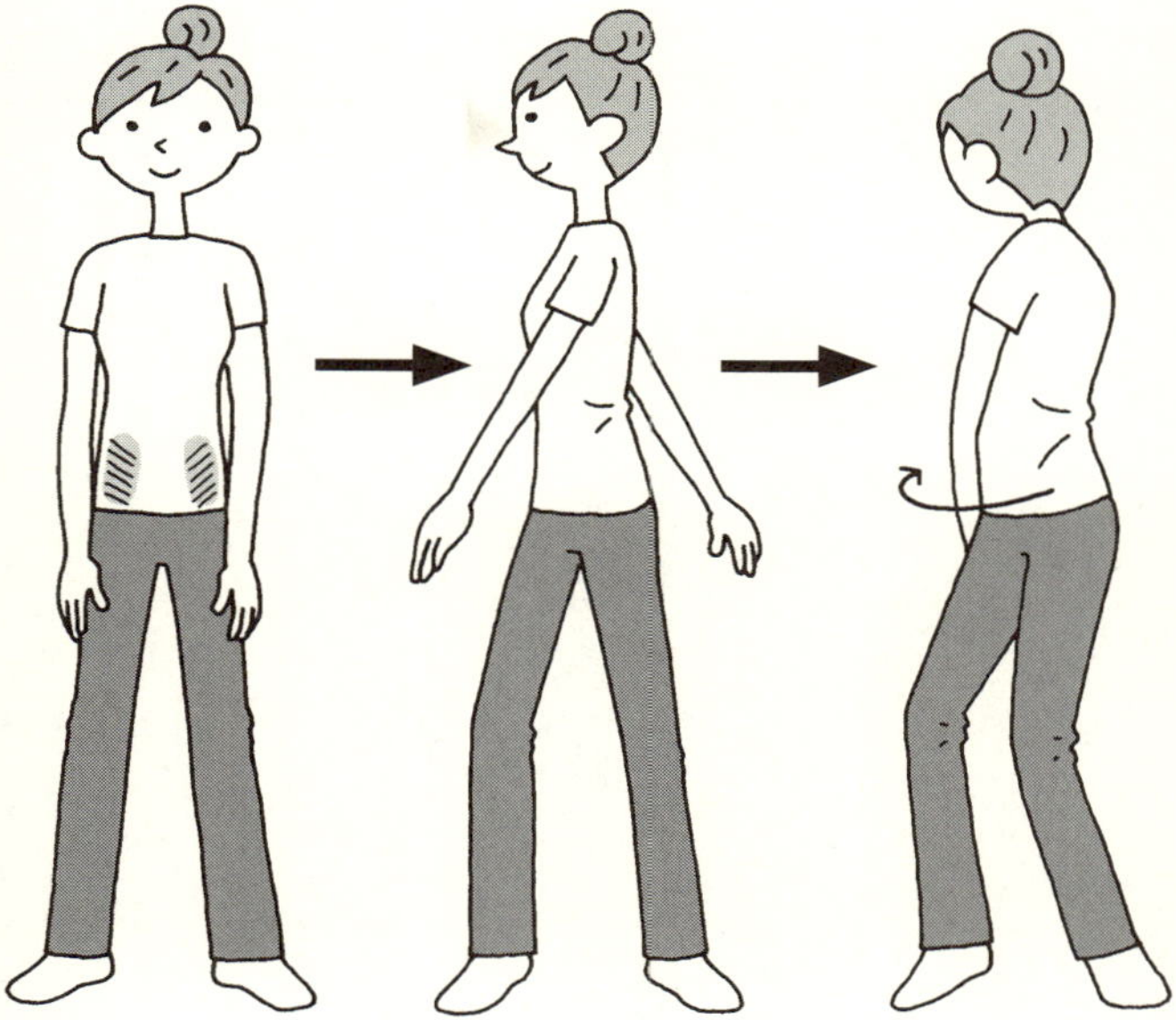

①足を肩幅に開き、「うんこ我慢の姿勢」（P57）で正面を向いて、まず息を吸う。②息を吐きながら上体をひねる。腕は力を抜いて、体の動きに合わせる。③自分ができる範囲で上体をひねり、膝が曲がるところで息を吐ききる。息を吸いながら①の姿勢に戻り、同じ要領で反対側も行う。

●左右にひねって１回として40 〜 50回行う。

＋1筋トレ［腹横筋］

たとえば背中とお腹といったように、裏表の筋肉をセットで鍛えるとさらに筋力強化の効果が高まります。腹部の筋肉の中でも、お腹の深部を〝コルセット〟のようにぐるりと囲んでいるのが「腹横筋《ふくおうきん》」。この筋肉は腹筋群のなかでも唯一、背骨に付着している筋肉で、背骨の動きとの関係も深いので、より積極的に鍛えたい部位です。

左は、腰まくらや二つ折りにした座布団で腰を安定させて行う方法。足を床から浮かせ、片足ずつ上下させます。腹横筋は、お腹をへこませる際に収縮する筋肉なので、足を下ろすときに、思いきり息を吐き、お腹を引っ込ませることが大切です。

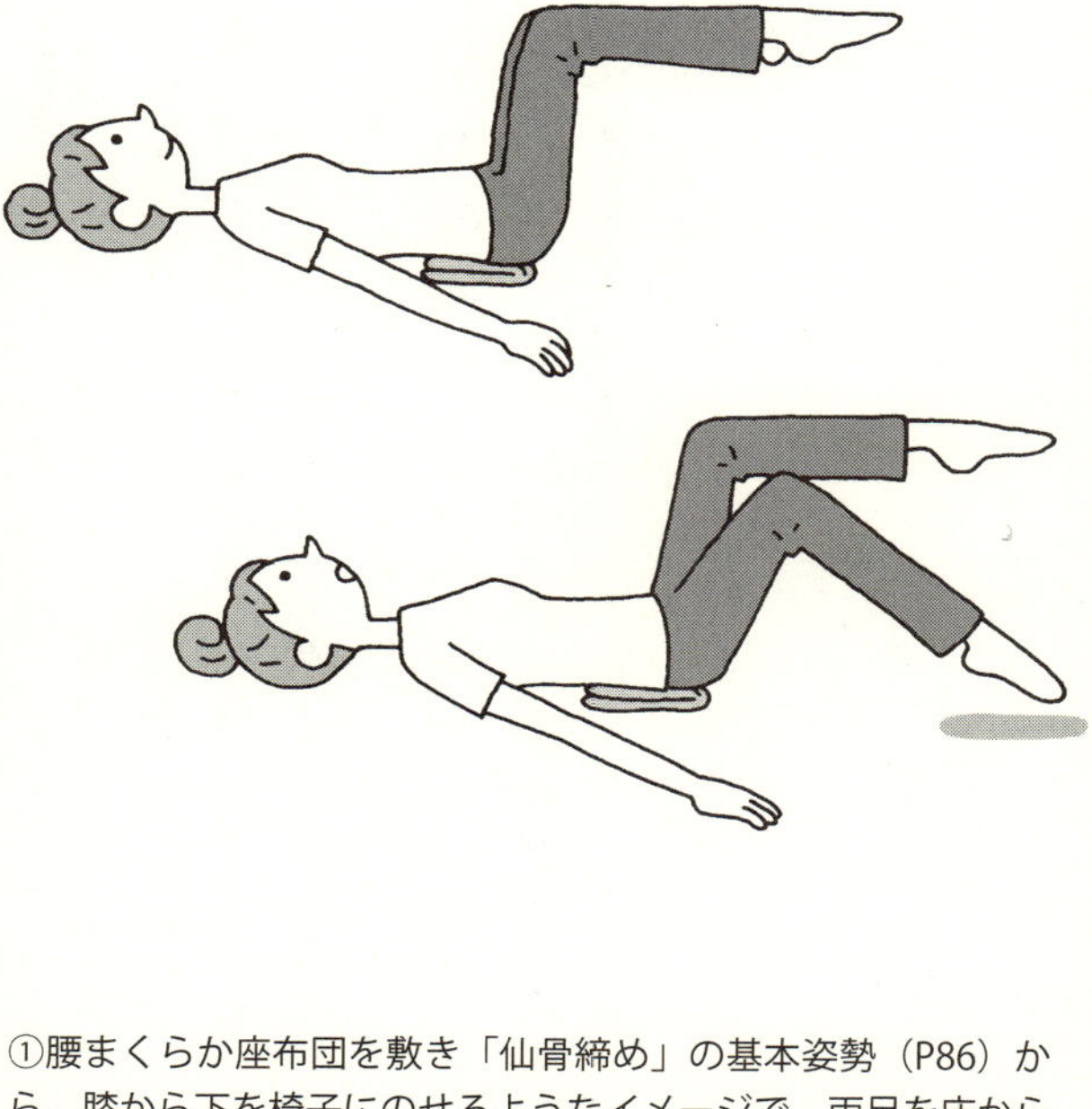

①腰まくらか座布団を敷き「仙骨締め」の基本姿勢（P86）から、膝から下を椅子にのせるようなイメージで、両足を床から浮かせ、まず息を吸う。②息を吐きながら、膝の角度を保ったまま片足を下ろしていき、床にぎりぎりのところで息を吐ききる。息を吸いながら①の姿勢に戻り、反対側も同様に行う。
●左右行って1回として、10回を目安に行う。

＋1筋トレ［横隔膜］

94〜95ページの腹式呼吸を立った状態で行い、横隔膜を大きく動かします。呼吸のしかたは、腹式呼吸と同じ、息を吐くときにお腹を思いきりへこませ、吸ったときに思いきり膨らませましょう。ここでも、姿勢が大事。呼吸に集中すると猫背になりやすいので、「うんこ我慢の姿勢」で、仙骨を意識してください。最初に、足元に思いきり吹きかけるイメージでしっかり吐ききるのもポイント。最初は1分間に5〜7回程度のゆっくりとしたペースで。慣れてきたら呼吸の間隔を短くし、横隔膜を速く上下させるようにしてみましょう。

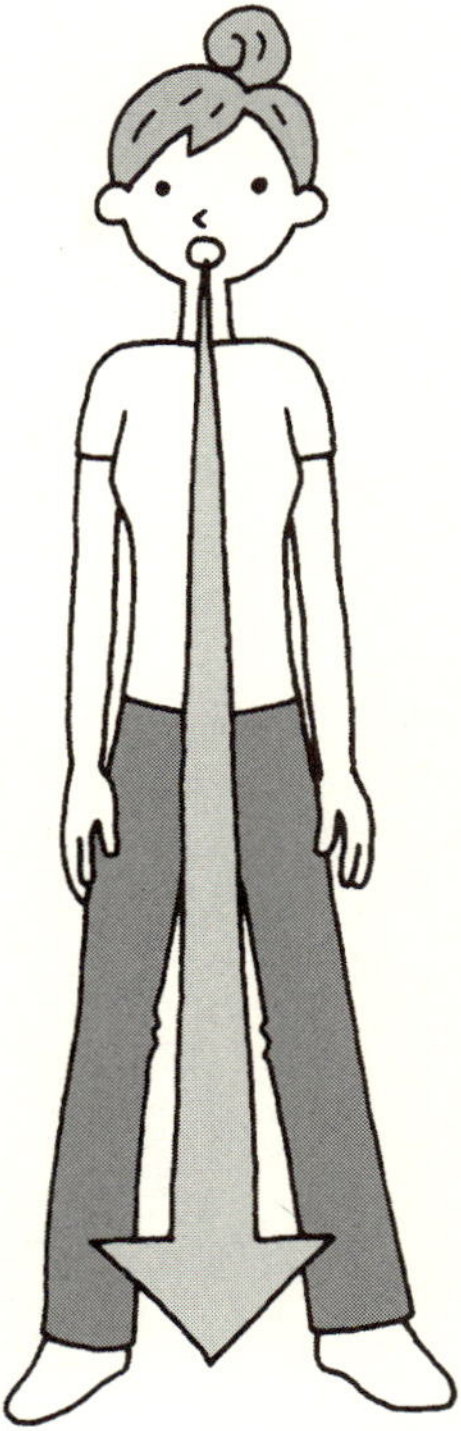

足を肩幅に開き、「うんこ我慢の姿勢」（P57）で立つ。まず、足元に思いきり息を吹きかけるイメージで息を吐ききる。お腹を膨らませながら、４秒ほどかけてゆっくりと息を吸い、７秒ほどかけてゆっくりと息を吐くというのをくり返す。

●１回30秒から１分を目安に、午前と午後に行う。

日常生活でも「仙骨」を意識しよう

「仙骨」が意識できるようになると、日常のさまざまな動作にも違いがでてきます。常に「うんこ我慢の姿勢」でいるのはおかしなものですが、歩く、階段の上り下り、座るといった日常的な動作で仙骨を意識することはできるはず。仙骨を「締め」の状態でする動きは、骨盤をはじめ骨格や内臓を正しい位置に保ち、血流や呼吸などに関わる循環機能を整えます。そして、これまで何度もくり返したように、正しい姿勢を保ちやすくなる。これは、腰痛の再発防止はもとより、内臓や神経の働きにも関わり、心身の健康によい影響をもたらすのです。

そこで、ここからは、日常生活で役に立つ「仙骨のコツ」をご紹介しておきましょう。腰痛の前兆である、重だるい感じや筋肉の緊張をやわらげる効果もあるので、座り仕事、長時間立ち続けて疲れたときなどにもぜひ試してください。どんなときでも「体の中心に仙骨」。この意識を持つだけでも、あなたの日常の動作、さらにはスポーツやトレーニングでの体の動きが変わってくるのを実感できるはずです。

いつも「体の中心に仙骨」を意識しよう

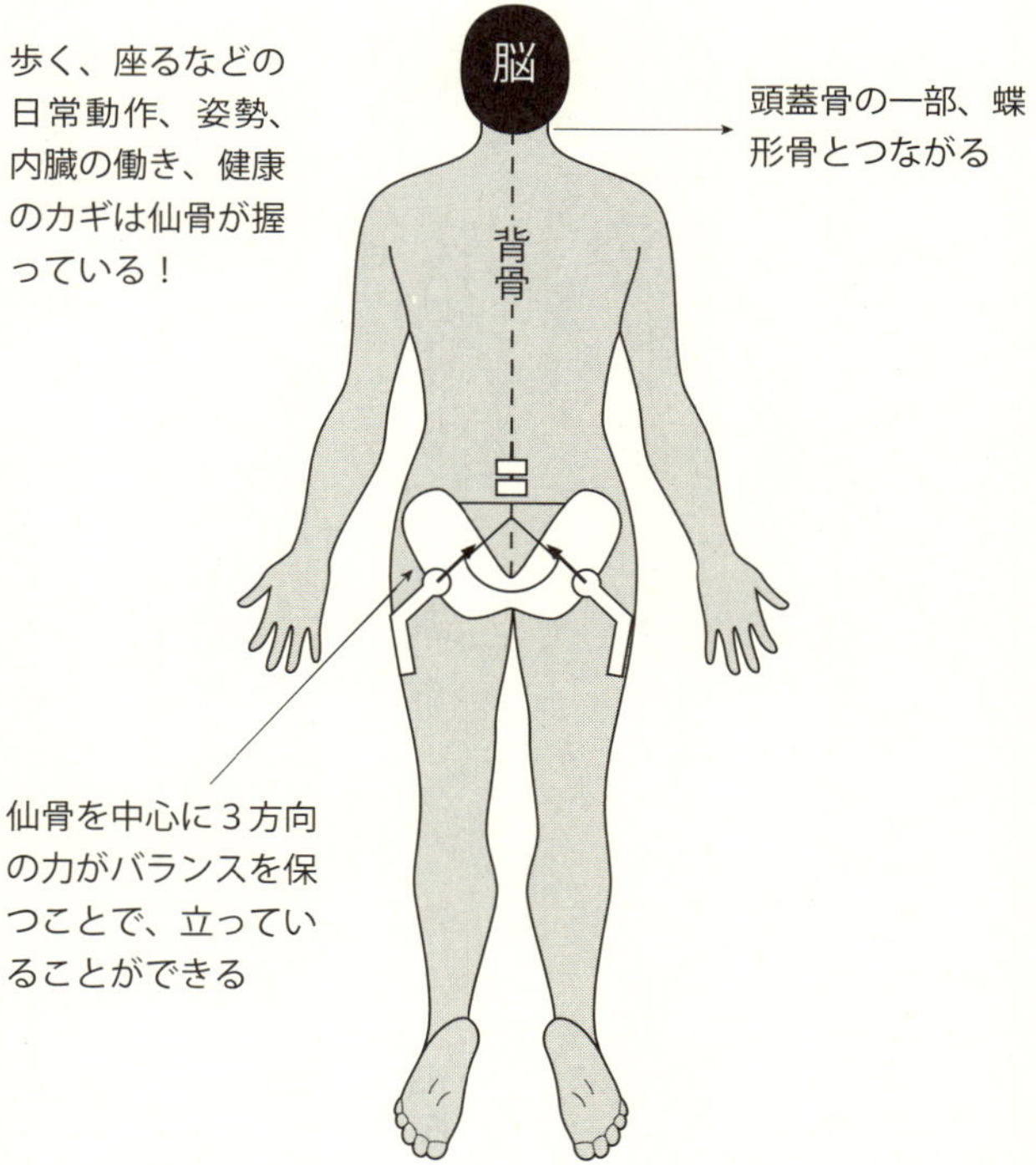
歩く、座るなどの日常動作、姿勢、内臓の働き、健康のカギは仙骨が握っている！
脳
頭蓋骨の一部、蝶形骨とつながる
背骨
仙骨を中心に３方向の力がバランスを保つことで、立っていることができる

体の土台である骨格の中心に位置する仙骨。人間が直立二足歩行できるのも、仙骨を中心に背骨、左右の大腿骨の３方向の力がバランスを保てるからこそ。日常生活でも仙骨を意識して体を動かしてみましょう。

「仙骨」で歩く

日常の最も基本的な動作「歩く」から考えてみましょう。いかによい姿勢で立っていても、動かなければ筋肉は硬くなり、全身を流れる血液も滞ってしまいます。「歩く」は、私たちにとって一番身近な運動。効率よく筋肉を使い、疲れにくい歩き方を身につけることは、健康維持にも不可欠です。

まず、歩幅の適正な目安は38センチ前後。だいたいこれくらいが体の軸がぶれずに歩ける範囲と考えられます。体格によって個人差はありますが、総じて反り腰の人は、歩幅が狭すぎる、腰が回りすぎる傾向が。歩幅が広いというと元気なイメージがありますが、広すぎる歩幅は「腰のねじれが大きいこと」を意味します。つまりムダな動きが多い、疲れやすい歩き方なのです。その点、左ページのように、仙骨を「締め」の状態にして歩くと、体の軸が固定され、効率的な歩行になります。また、腰を回すのではなく、股関節を押し出すような感じで前に踏み出すのもポイント。腰椎から大きくねじれることがないので、腰痛の軽減や予防にもなる歩き方です。

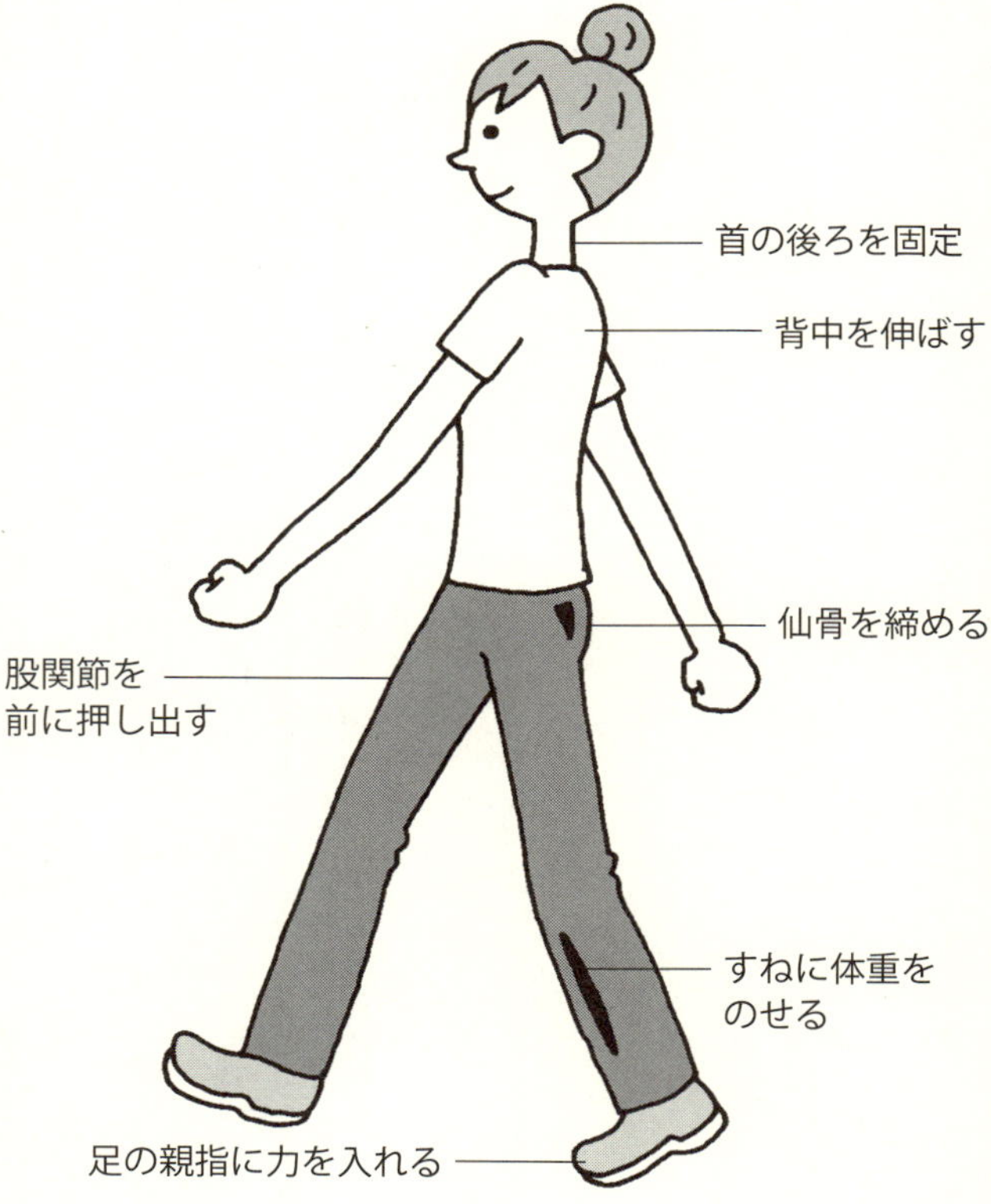
首の後ろを固定
背中を伸ばす
仙骨を締める
股関節を
前に押し出す
すねに体重を
のせる
足の親指に力を入れる

仙骨を意識した歩き方は、体への負担が少なく、全身の筋肉を総動員して効率よく使うので長時間歩いても疲れにくくなります。そのぶん消費エネルギーが増えてダイエット効果もアップ！

階段を上る

足元が気になる階段では、つい前傾姿勢になりがちです。とくに階段を上るときは、膝を上げようとして、ふだんより腰が反ってしまう傾向があり、腰や膝に負担をかけてしまいます。仙骨を「締め」の状態にして上ると、前傾姿勢にならず腰への負担は軽減されます。また、この上り方は、太ももの前面を有効に使い、引き締める効果もあります。

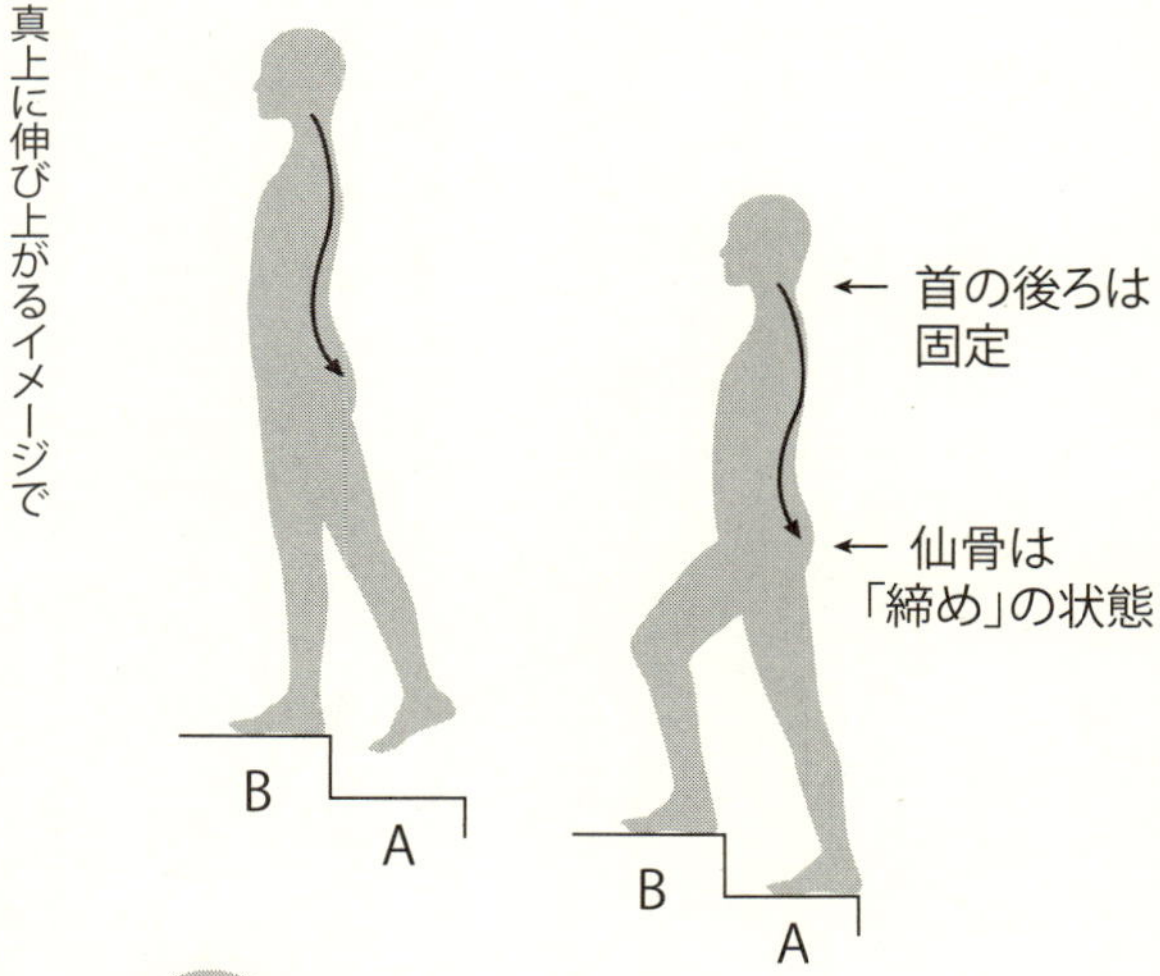

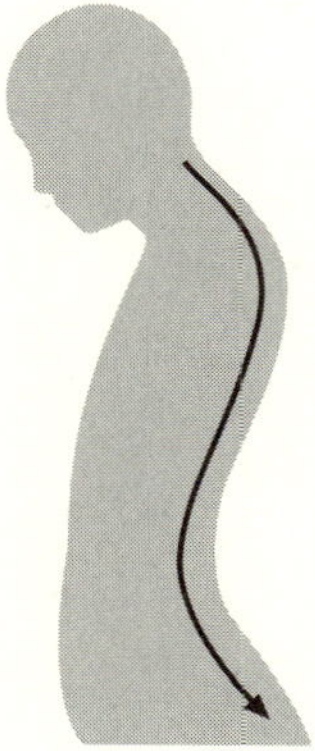

足元が気になるとつい猫背になりがち。できるだけ前傾姿勢にならないように軽く視線を足元に向ける程度に。

椅子に座る

首の後ろを固定して背筋を伸ばし、背骨を仙骨の上にしっかりとのせます。また、椅子に浅く腰掛けると骨盤は丸まりすぎた状態になりやすく、仙骨に上半身をのせる意識もしにくいので注意。なるべく深めに腰掛け、背もたれがあれば、背中、腰を背もたれに密着させます。こうすると、仙骨が「締め」の状態に固定され、自然と姿勢もよくなってきます。

脚を組むのがクセになっている人は、気づいたらやめるように心がけること。また、長時間座っていて、腰にだるさを感じたときは、上のように背もたれを利用して座ったまま「仙骨締め」を行うとよいでしょう。

○ 深めに腰掛け、首の後ろを固定、背筋を伸ばす。

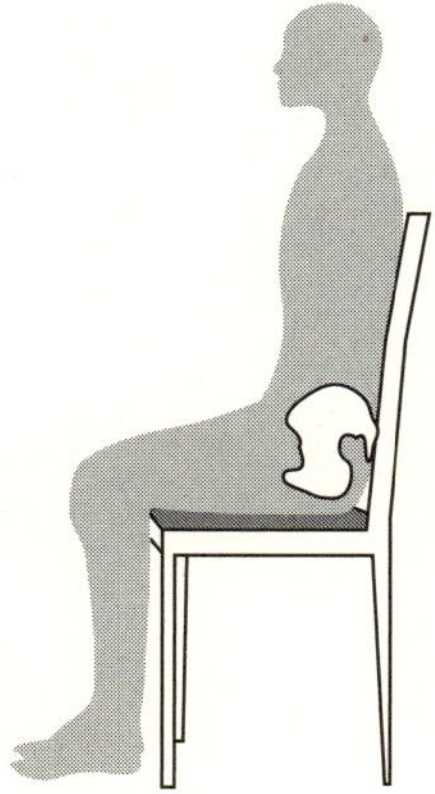

腰が疲れたら……

背筋を伸ばしたまま腰を
背もたれに押しつける。

×

浅く腰掛けると、体がくの字にな
り、腰に負担がかかるうえ、内臓
が圧迫され、呼吸も浅くなる。

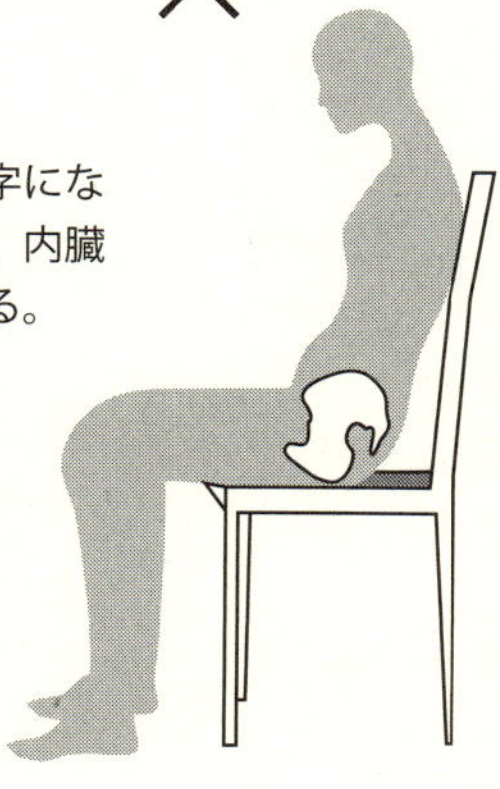

重い物を持ち上げるとき

コツは「息止め」と「仙骨締め」

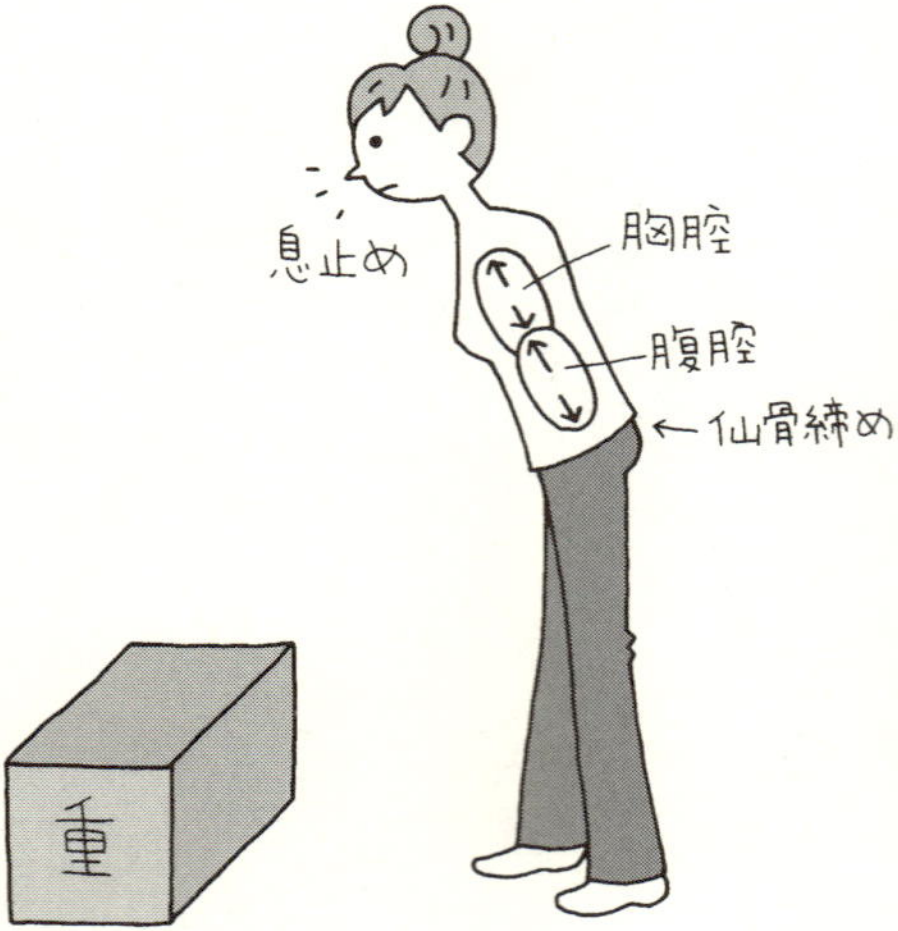

　腰の骨、腰椎の間にある「椎間板」は、非常に優秀な衝撃吸収装置です。ところが、重い物を持ち上げた拍子などに、椎間板の衝撃吸収能力を超える過剰な圧迫が加わると起こるのが腰痛。過剰な負担は、重い物だけとは限らず、なにげなく屈《かが》んだだけでも、姿勢によっては腰に一気に力が加わることもあります。

　この椎間板への負担を軽くする方法の一つが「仙骨締め」、そしてもう一つが「息止め」で

背中で持ち上げる

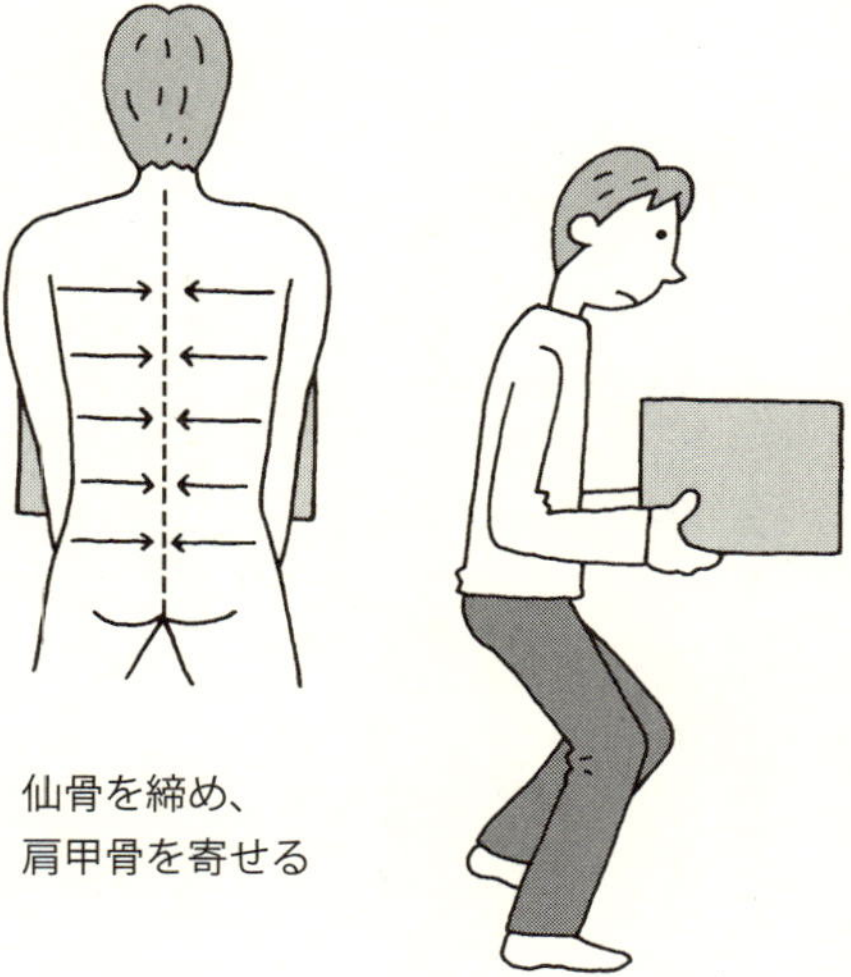

仙骨を締め、
肩甲骨を寄せる

す。息止めは、体内の胸腔と腹腔に吸った息を閉じ込めること。仙骨を締めながら、下腹にクッと力を入れて息を止め、胸腔と腹腔の圧力を上げて椎間板のサポートをします。

また、物を持ち上げる際、腰をねじってしまうと起こるのが、「ギックリ腰」。腰への衝撃を軽減するには、荷物を自分の体に密着させて持ち上げます。腕ではなく、背中全体で持ち上げるイメージです。仙骨を締め、肩甲骨を寄せると楽に持ち上げられます。

全身を緩める

正しい姿勢を保つには、筋肉をしっかりと鍛えておくことが重要です。しかし、鍛える一方では筋肉も関節もオーバーワークで疲れてしまいます。中でも、関節には、「可動域」といって、力を加えないで自然に動かせる範囲があります。無理な動きや力が加わって、この可動域に異常をきたすと、神経の圧迫、血液やリンパの流れが阻害されるといったトラブルを誘発。そして、それが原因となり次の異常を引き起こす、という悪い連鎖に陥ることも少なからずあります。腰痛を早く治したいと思うばかりに、鍛えることだけに力を注ぐのは考えもの。筋肉を鍛えたら、同時に体の関節を緩ませておきましょう。

柔軟性に富んだ体は動きやすく、ケガの防止や運動の効果アップといったメリットが多いもの。これから紹介する方法は、簡単な動作で、体作りのポイントになる関節を緩めます。「仙骨締め」や「＋1筋トレ」の最後にぜひ実行してください。スポーツやトレーニングを習慣にしている人は、運動前後のストレッチとして取り入れるとよいでしょう。

体の前面を緩める

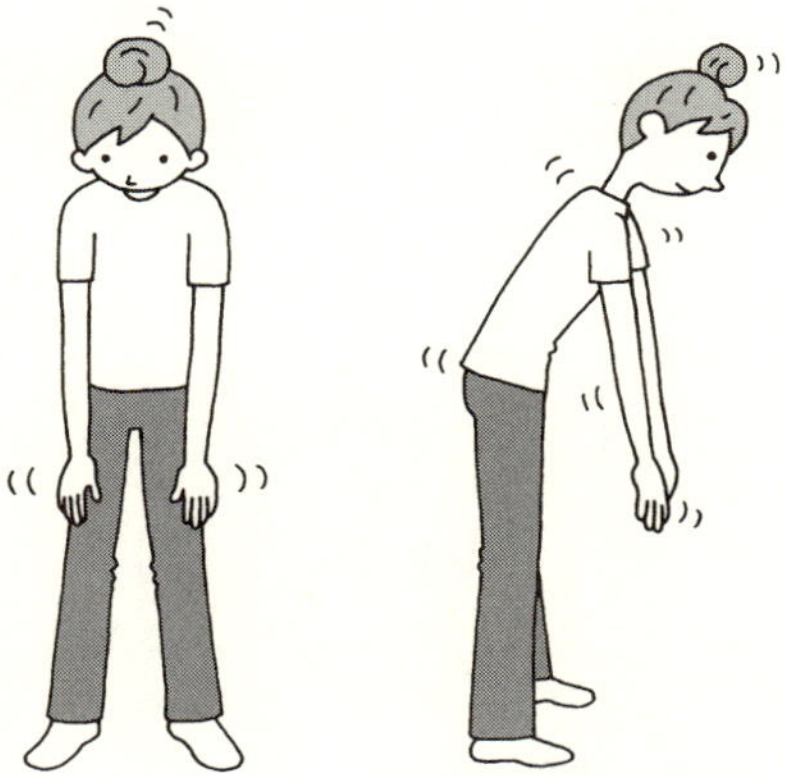

足を肩幅に開いて立つ。上半身の力を抜いて、上体を軽く前に倒し、体を上下、左右に小刻みにゆする。足は床にぴったりつけたまま、股関節を使って振動させるのがコツ。

●２〜３分、体が温かく感じるまで続けて。

上体を軽く前に倒し、力を抜いて上下、左右に小刻みに振る動きで、体の前面の筋肉を緩めます。力の抜き加減がわからないときは、最初に全身に思いきり力を入れ、一気に緩めます。筋肉がダラリとなり上下左右に細かく振動するのを感じながら行いましょう。

体の側面・背面を緩める

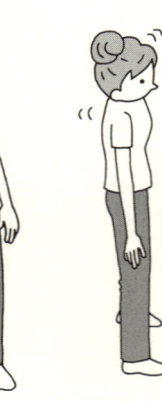

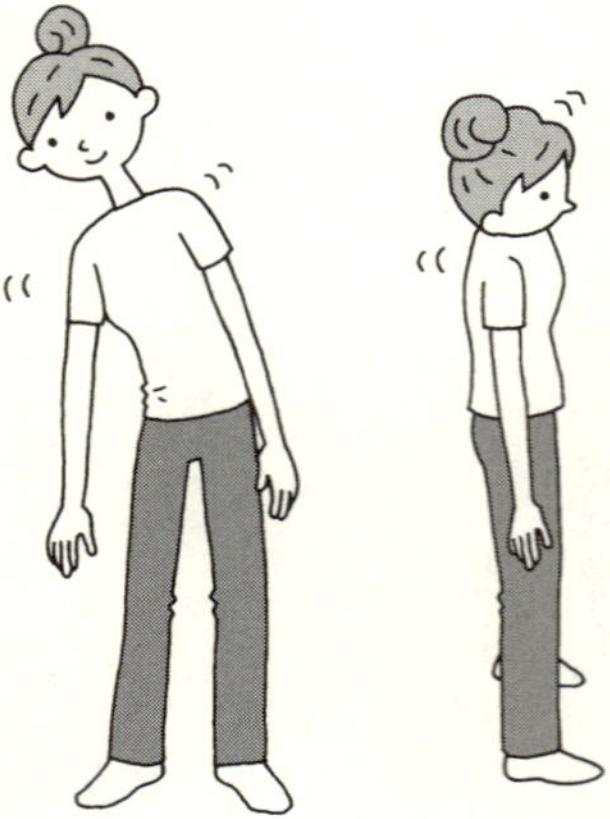

前ページの「体の前面を緩める」と同じ要領で、力を抜いて上体を横に倒し、上下、左右に振動させる。
●片側ずつ各1~2分行う。

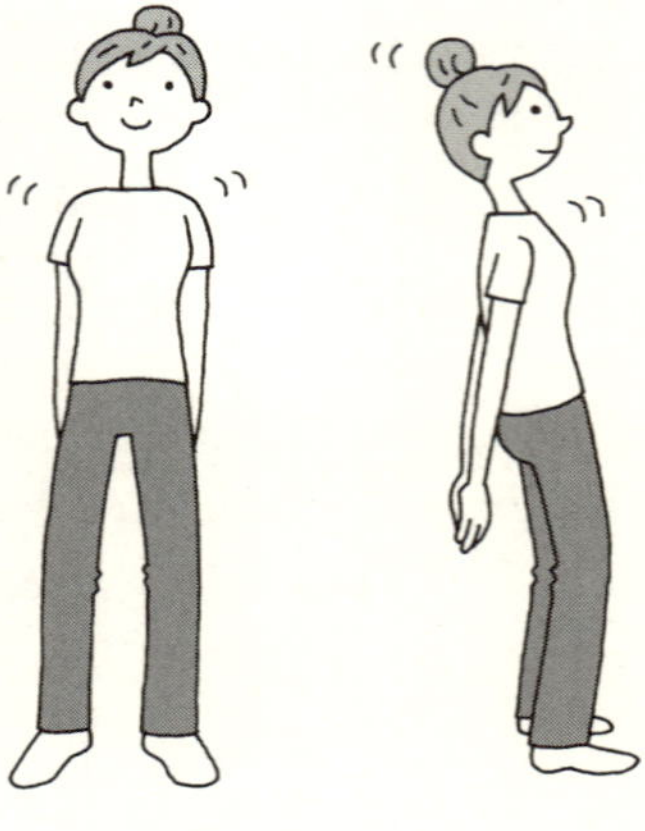

今度は、上体を後ろに反らせ、背中の筋肉の力を抜いて振動させる。回転運動は、肩でなく股関節を動かして。
●背中の筋肉は厚いので、刺激が伝わり、体が温かくなるまで続ける。目安は3~4分。

股関節を緩める

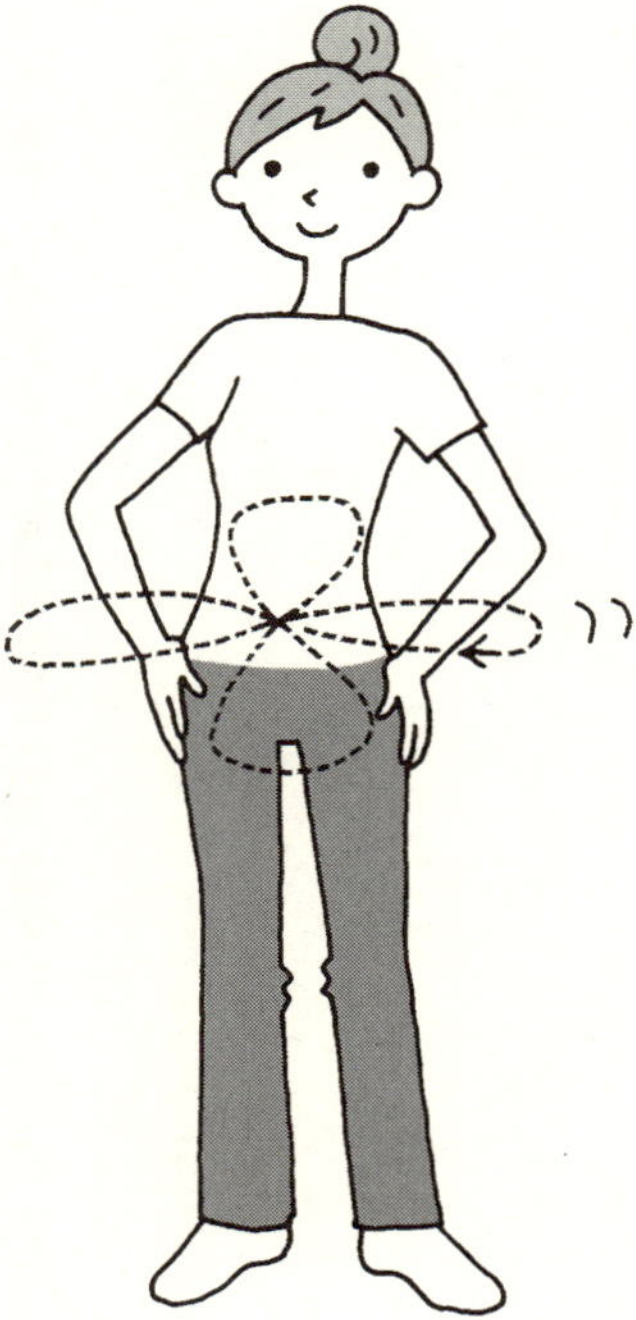

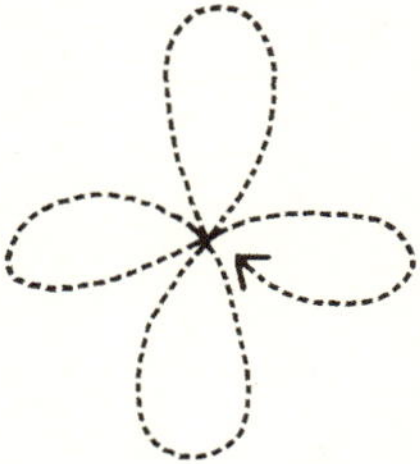

足を腰幅くらいに開いて立つ。両手は軽く腰にあて、股関節を動かして、空中に「四つ葉のクローバー」を一筆書きする。膝を柔らかく使って、リズミカルに行うのがポイント。どちらかの方向でやりにくさを感じたら、ゆがみが生じている証し。
方向はどちらでもＯＫ。同じ方向で数回くり返したら、次は反対側というように両方向行うとより効果的です。

●５分を目安に行う。

腰の疲れ、鈍い痛みを感じたとき

正座で背筋を伸ばす

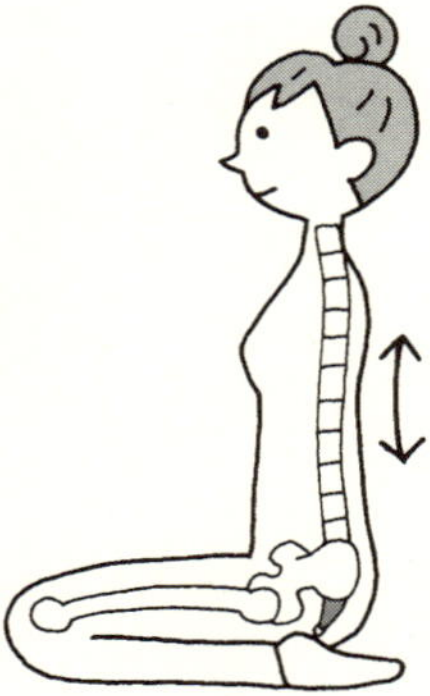

①正座して、首を後ろに固定。仙骨を締めて、背筋を伸ばす。

腰のだるさや鈍い痛みは、腰痛再発の前触れかも。背中がパンパンにこってしまったり、座り通しで重だるい。そんなときは、背骨をめいっぱいに引き伸ばしておきましょう。仙骨を締めて、股関節から体を二つ折りにするように上体を深く前に倒すのがコツ。背骨がグーッと引き伸ばされるのを感じるはずです。

②上体を真っ直ぐに立てたまま、息を吐きながら、ゆっくりとできるだけ深く前に倒す。

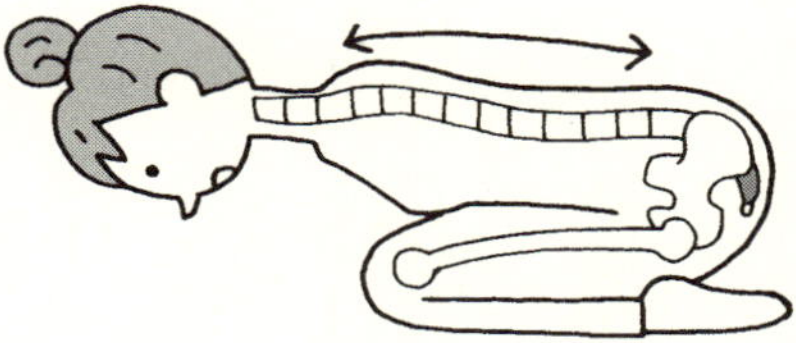

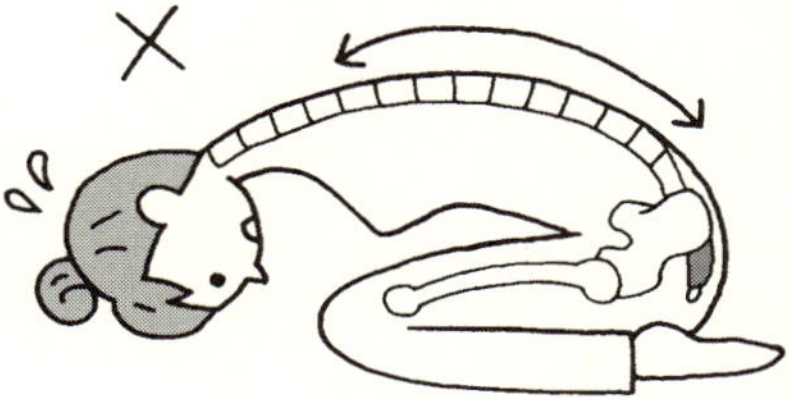

背筋は伸ばしたまま。猫背になると背骨が伸びないので効果半減！

スワイショウ

気功などにも取り入れられるスワイショウという動きです。呼吸に合わせて上体をゆったりとねじることで、血液やリンパの流れがよくなり、体が温まってきます。腰まわり、股関節、膝の緊張をほぐすとともに、体の柔軟性を養う効果もあります。

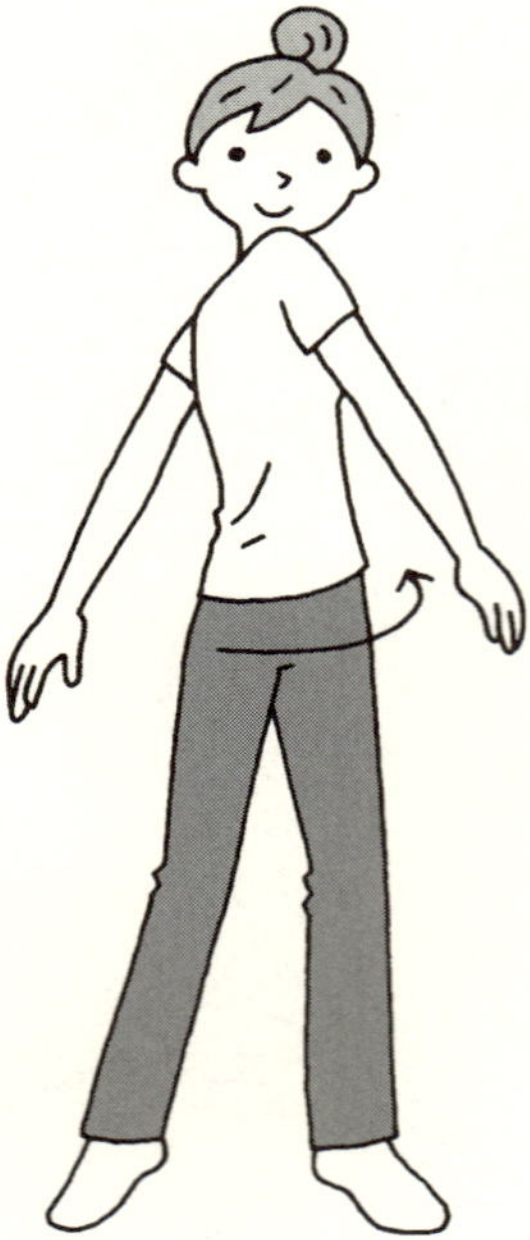

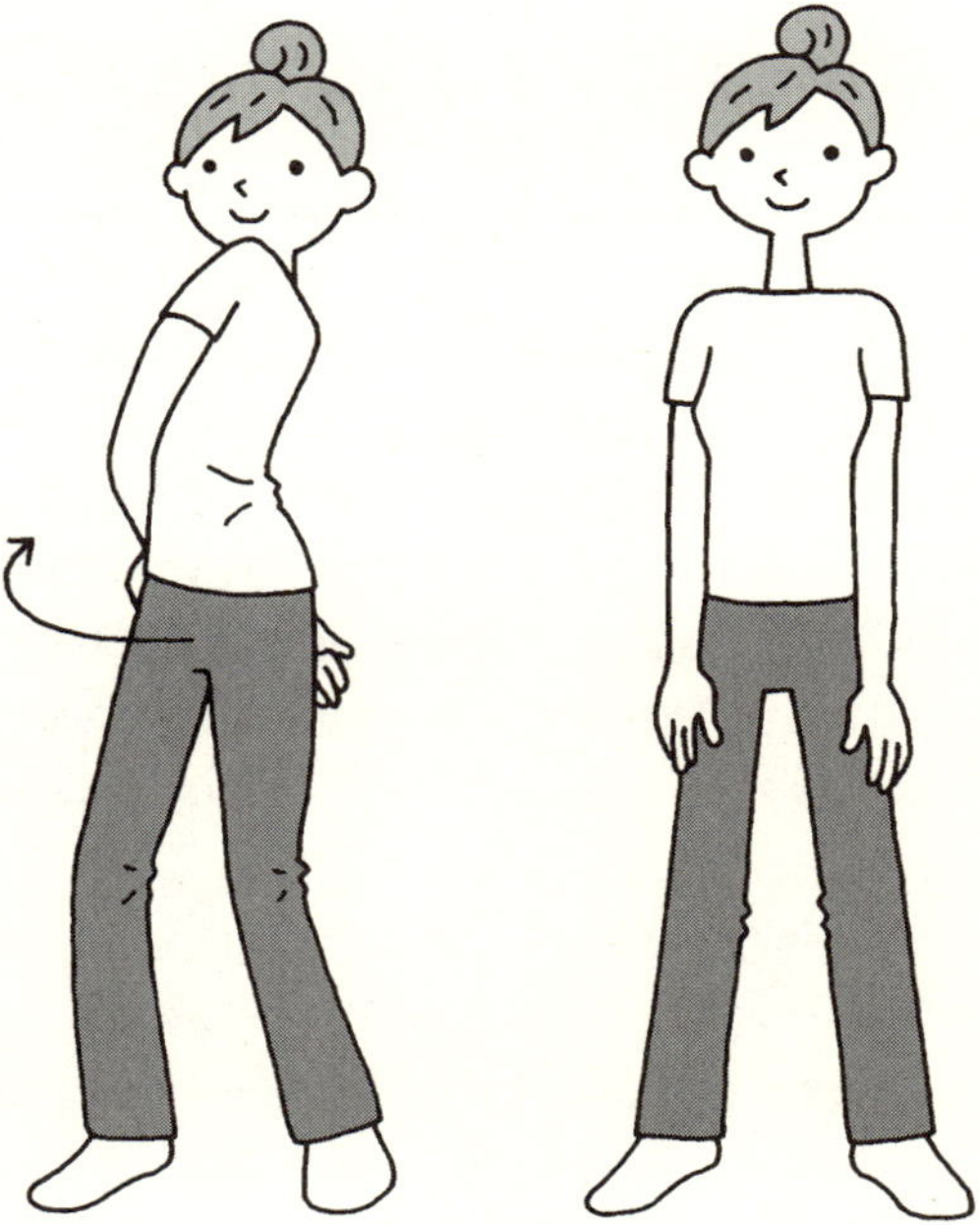

正面を向き、足を肩幅に開いて立つ。まず息を吸い、吐きながら上体をねじり、息を吸いながら正面へ戻る。同じ要領で反対側も行う。膝を軽く緩め、股関節を前に押し出すように動く。腕は、力を抜き、体の動きに合わせて動かせばＯＫ。
●左右で１回として、20 ～ 30回リズミカルに行う。慣れてきたら少しずつ回数を増やしていくとより効果的。

もっと知りたい仙骨の雑学

スポーツの天才は「仙骨」を使う

数ある筋トレのポイントの中でも最も大切とされる「３点スタビライズ」。「スタビライズ」とは「固定する」という意味で、「３点スタビライズ」は、お腹、背中、お尻の３ヵ所に力を入れて保持することです。どんな姿勢かというと、まず背中に力を入れるため肩甲骨を開き（肩は前側に固定）、首筋、背筋を伸ばす。お尻に力を入れると肛門が締まり、拮抗筋である腹筋が引っ張られておへそがへこみます。この姿勢、やった覚えはありませんか？　そう、まさしく「うんこ我慢の姿勢」です。

「３点スタビライズ」はトレーニングの効果を飛躍的に高めるといわれます。体幹が安定し、筋力を最大限に発揮できるのです。ボクサーが「うんこ我慢の姿勢」あるいは「３点スタビライズ」で打ち出したパンチは、筋肉がフルパワーを発揮し、格段の破壊力を持つことでしょう。最近では、フィギュアスケートの浅田真央選手が「３点スタビライズ」をトレーニングに取り入れ、米大リーグで活躍するイチロー選手がスタビライズ筋トレマシンを購入したことが話題に。呼び方が違い、華やかさでは引けをとるものの、効果は「うんこ我慢の姿勢」も勝るとも劣らず。スポーツの〝天才〟と同じように「仙骨」を使いこなす達人になれるのです。

Part 4

症状別トラブル解消メニュー

腰痛のある人は、膝痛や肩こり、
便秘など、腰以外にも
トラブルを抱えていることが多いもの。
こうした不調も仙骨を上手に使って
改善していきましょう。
トラブル解消のポイントも
仙骨を意識すること。
凝り固まった筋肉を
ほぐす効果もあるので疲れたとき、
心身をリフレッシュしたいときにも、
「仙骨を締める」を意識しながら
行ってください。

首筋を伸ばす　左右に１回ずつ行う

背筋を伸ばし、右手を頭にそえ、左手は、肘《ひじ》を曲げ、手のひらを上に向ける。

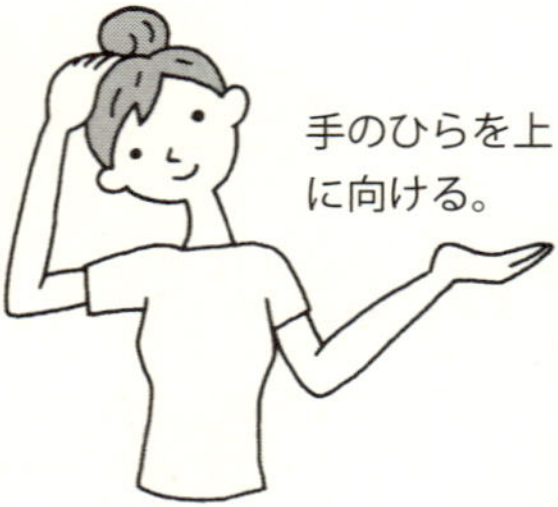

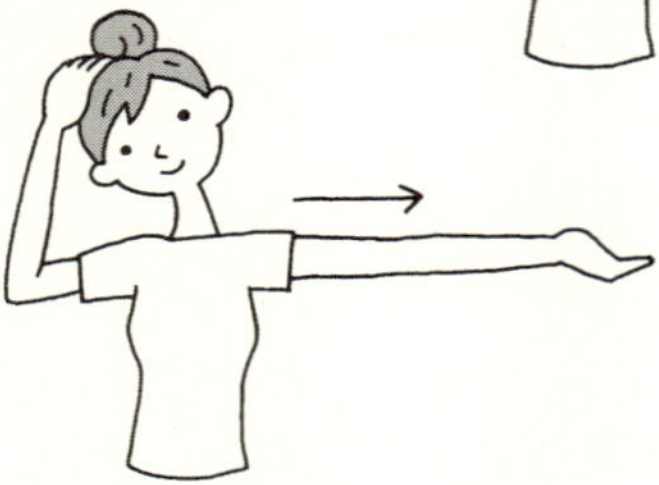

息を吐きながら、右手で軽く頭を押し下げると同時に左肘を伸ばしていく。肘が伸びきったところで息を吐ききり、息を吸いながら頭と腕を同時にゆっくりと元の位置に戻す。

首のつけ根をほぐす

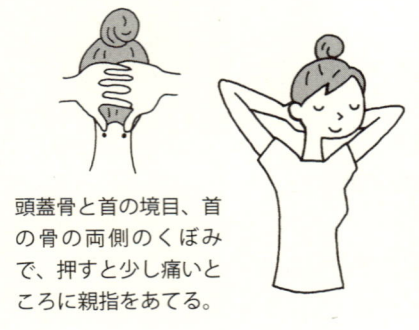

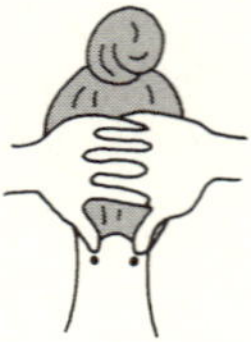

頭蓋骨と首の境目、首の骨の両側のくぼみで、押すと少し痛いところに親指をあてる。

手を後頭部に回し、首のつけ根の両側に親指をあてる。肘を左右にはり、親指の腹で首のつけ根を押しながら、ゆっくりと10回ほど深呼吸する。軽く頭を後方に倒して行うとより効果的。

腕伸ばし　5回

脚を伸ばして仰向けになり、手のひらを内側に向けて、肘を曲げる。

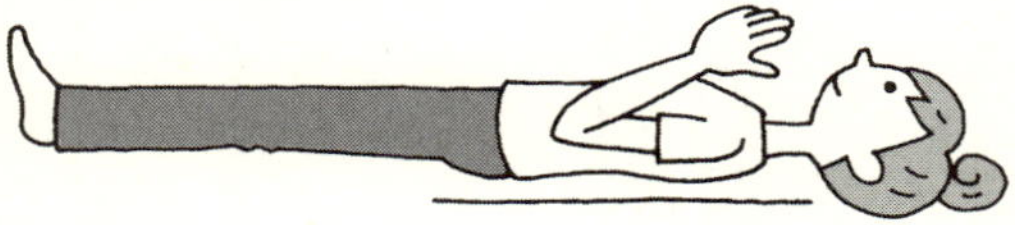

息を吸いながら、指先を天井に向けて腕を真っ直ぐに伸ばす。このとき、肩甲骨も一緒に持ち上げるイメージで。息を吐きながらゆっくりと戻す。

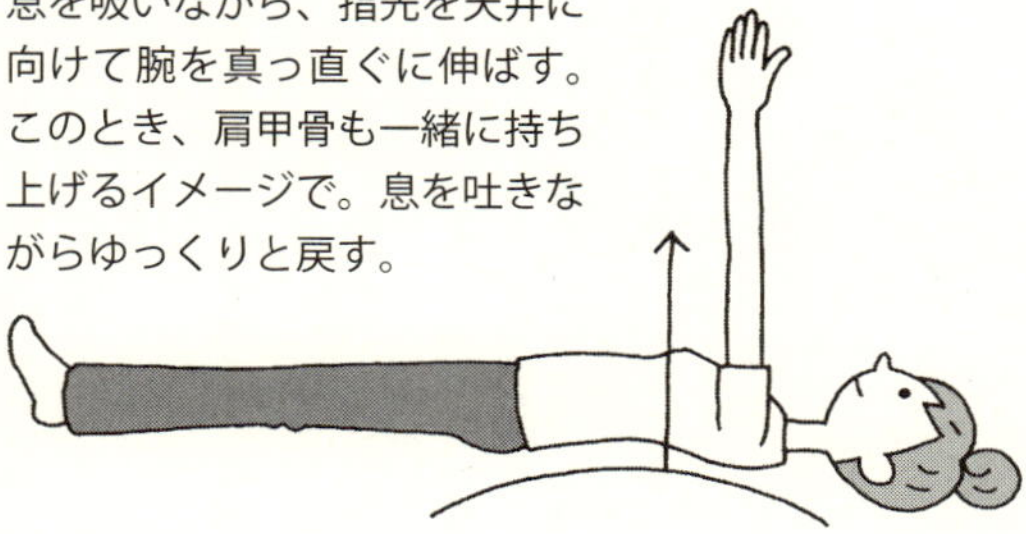

肩甲骨ストレッチ　3回

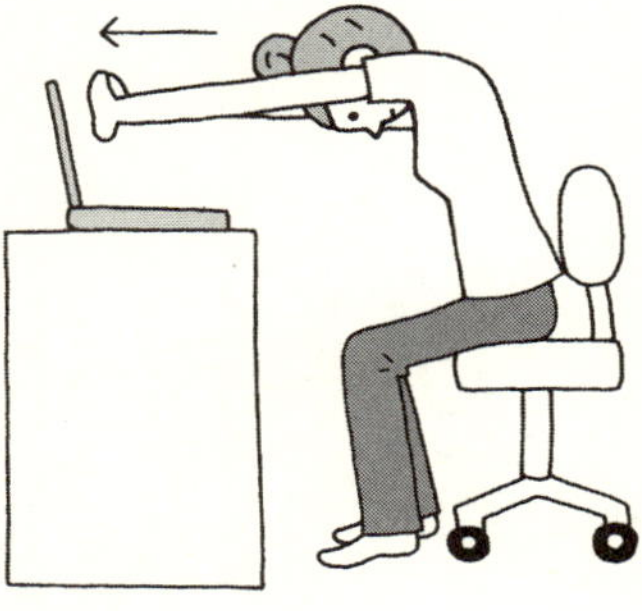

椅子に座って肩の高さで両手の指を組み合わせる。手のひらを外側に向け、頭を腕の中に入れ、息を吐きながら、肩甲骨を開くイメージで腕を伸ばす。肘が伸びきったところで、さらに5秒、自然呼吸しながらキープ。息を吸いながら戻す。

太もも外側のストレッチ

床に座り、体の後方に手をつく。膝を直角に曲げて、左右に大きく足を広げる。

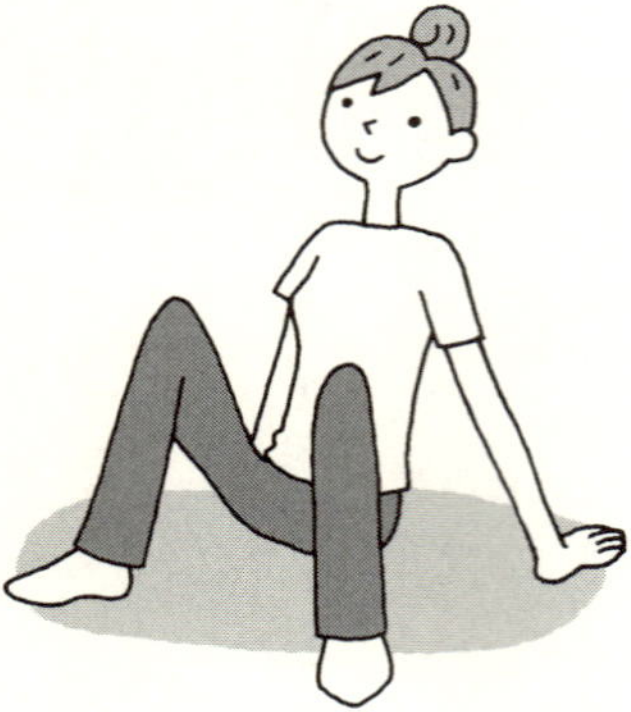

ゆっくりと息を吐きながら片方の膝を内側に倒していく。このとき、お尻が床から離れないように注意。仙骨を締め、上体が安定した状態で行う。反対側も同様に。

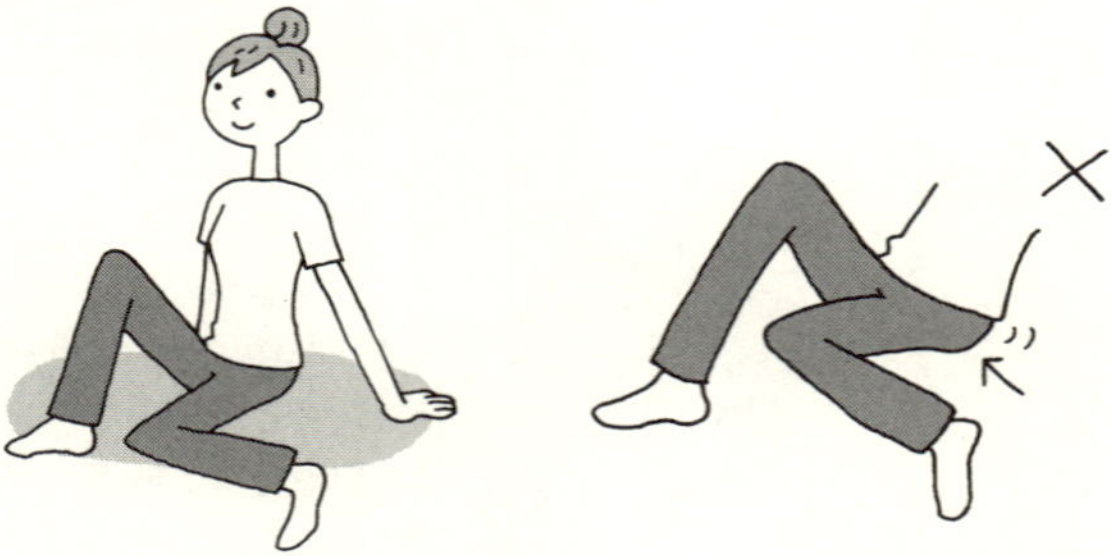

お尻のストレッチ

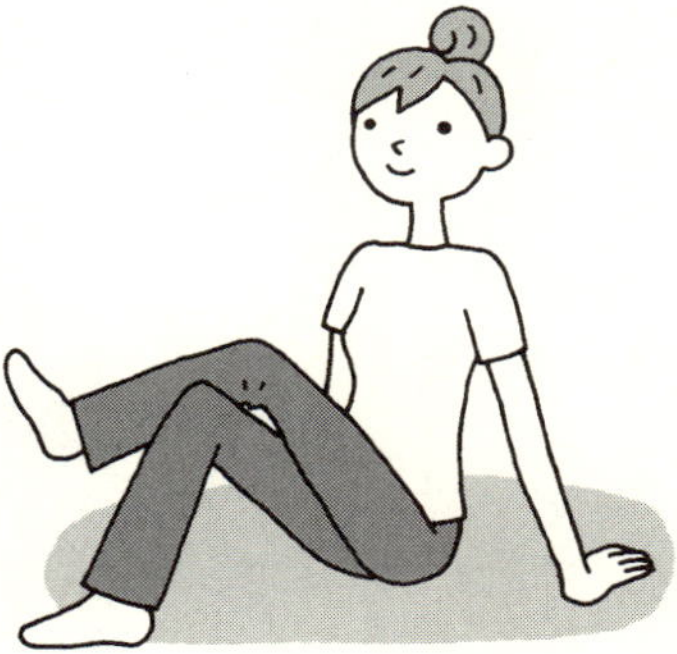

床に座り、体の後方に手をつき、両膝を曲げる。片方の膝の上に、もう一方の足をのせる。

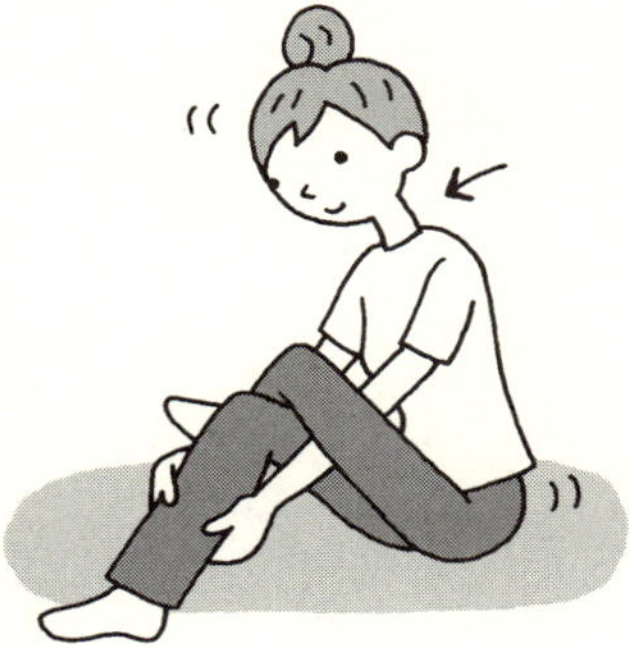

両手で立てた足を持ち、背筋を伸ばしたまま、ゆっくりと息を吐きながら上体をできるだけ深く前に倒していく。反対側も同様に行う。

太もも内側のストレッチ

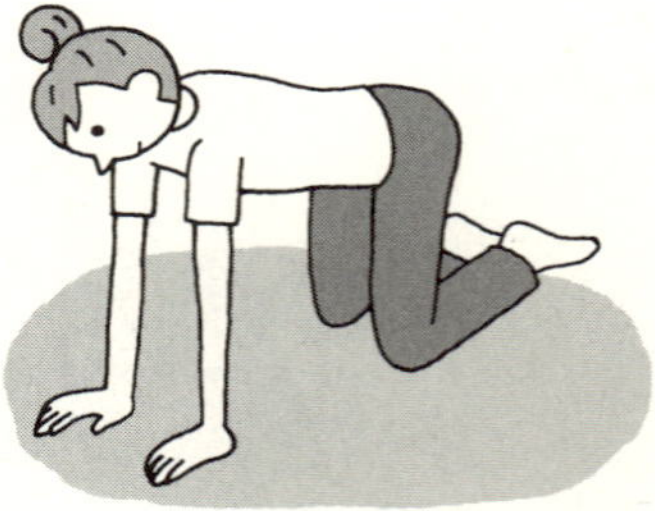

床に両手、両膝をつき、頭からお尻まで一直線に伸ばす。

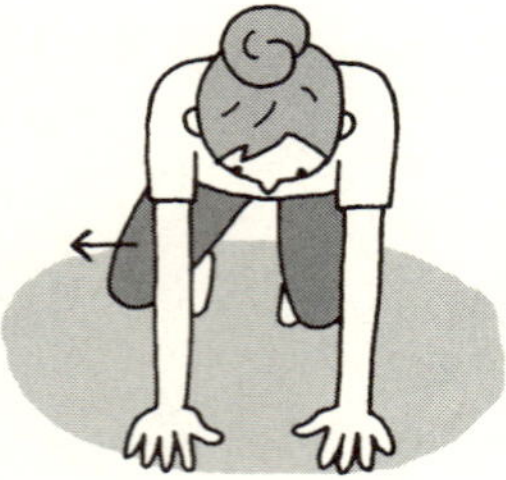

片膝だけ外側に出し、内ももを床に押しつけるイメージで太もも内側の筋肉を伸ばす。反対側も同様に行う。

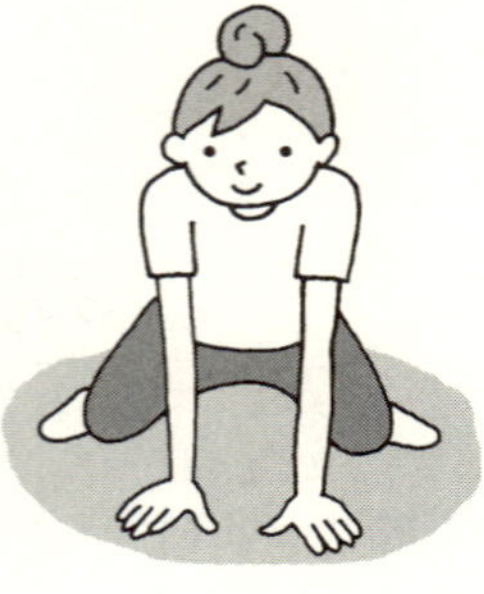

膝の間隔を広げ、腰を床に押しつける感じで、気持ちよいと感じるところまで、股関節を左右に開く。自然に呼吸しながら10秒キープする。

お尻のストレッチ

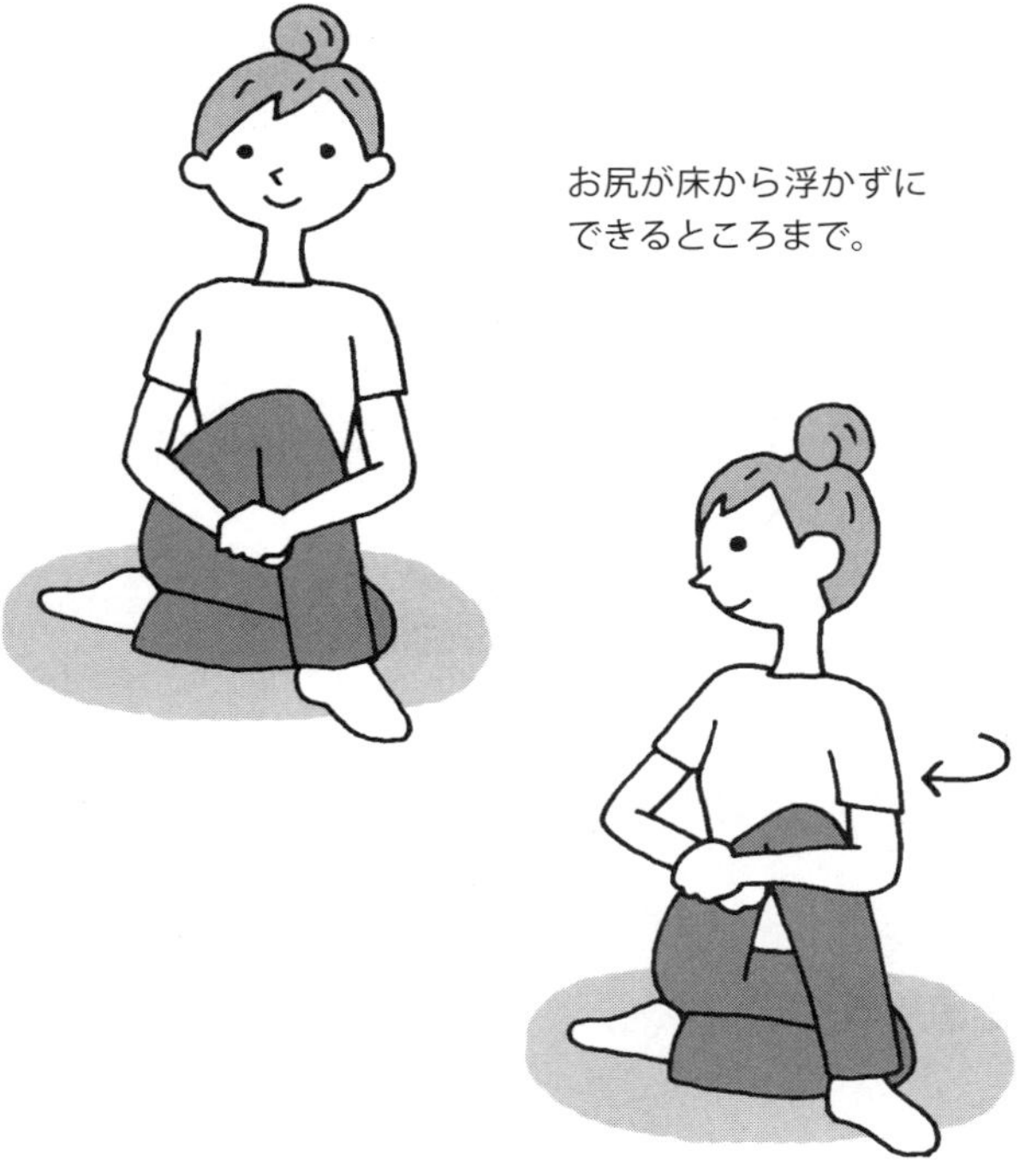

左膝を深く曲げ、左足をお尻の右横に置く。右脚を上から交差させて、左膝の横に右足を置き、両手を膝の前あたりで組む。息を吐きながら、背筋を伸ばしたまま、上体を右側にねじっていく。息を吸いながら戻す。脚を組み替えて同様に行う。

脚のむくみ・疲れ

膝回し

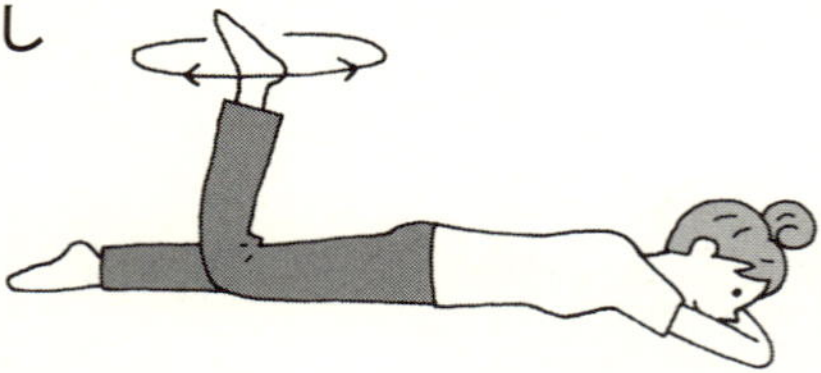

床にうつ伏せになり、両手を重ねた上にあごをのせる。片足を立て、膝を中心に、かかとで空中に円を描くように足を回す。
ゆっくりと外側へ２周したら、今度は内側に２周。反対側も同様に行う。

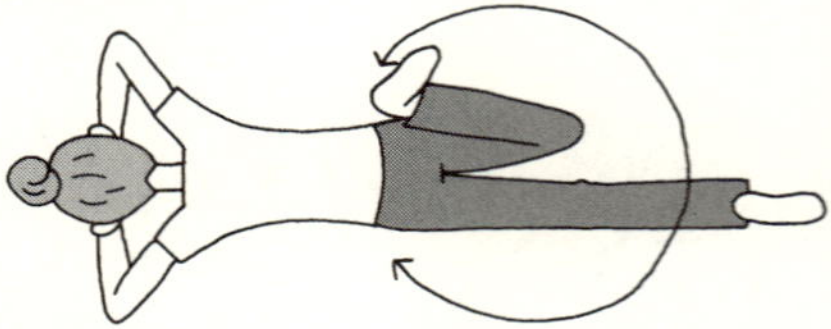

この動きは、仙骨周囲の筋肉を緩め、仙骨の状態を正しく整える働きも。できるだけ大きな円を描くことがポイント。小さすぎると効果も小さくなります。

足底筋のストレッチ

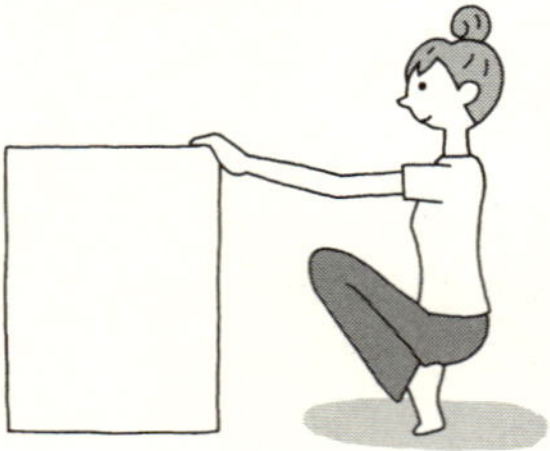

足首、足の裏も柔軟にして、血液やリンパの流れを促進。台やテーブルの縁につかまってしゃがみ、つま先立ちになる。かかとの上にお尻をのせ、足の甲の部分を伸ばす。背筋をピンと伸ばして行うことが大事。

ウエストの引き締め

膝をそろえて倒す 左右合計10回

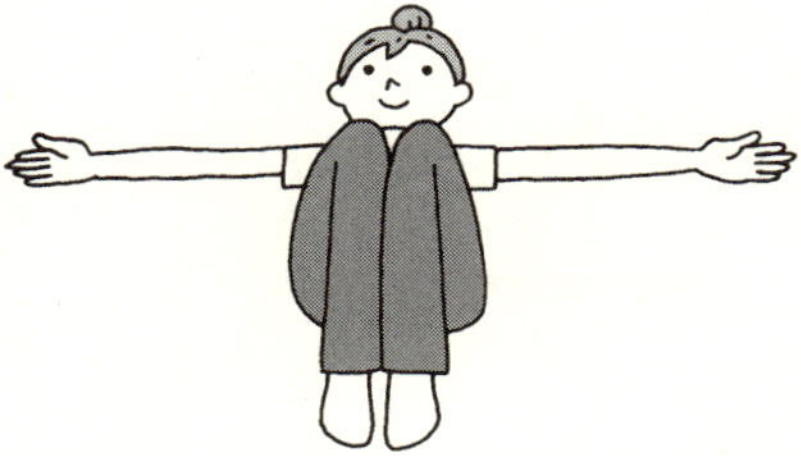

仰向けに寝て、両手を左右の床に伸ばす。足をそろえて膝を直角に曲げる。このとき、足とお尻の距離が近いほど、運動の強度が高くなるので、各自に合った距離を保つようにします。

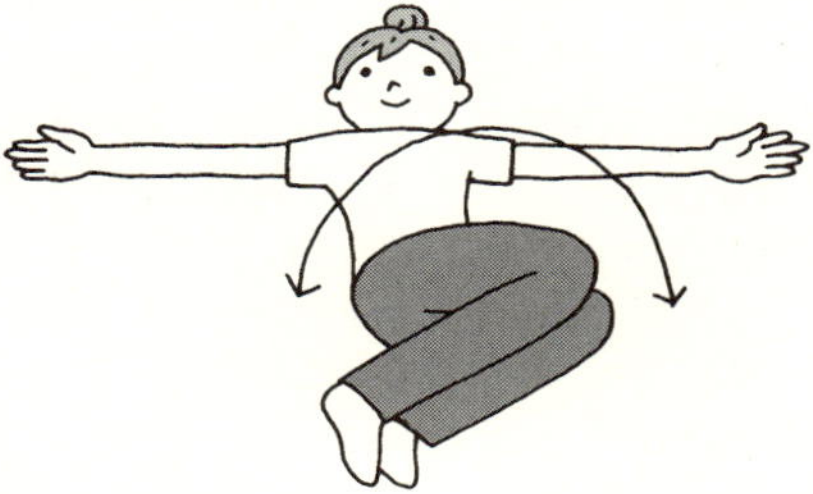

最初の姿勢から、膝を左右に倒す。顔は天井に向け、足の位置を動かさないで行うのがポイント。倒すときは、腰からでなく、背骨全体をねじる意識で。反動をつけずゆっくりと左右合計10回。
無理に深く倒すと逆効果になることもあるので、ゆっくりと、自分ができる範囲で行いましょう。また、腰に痛みがあるときは、この動作は控えてください。

ペットボトル素振り　10回×３セット

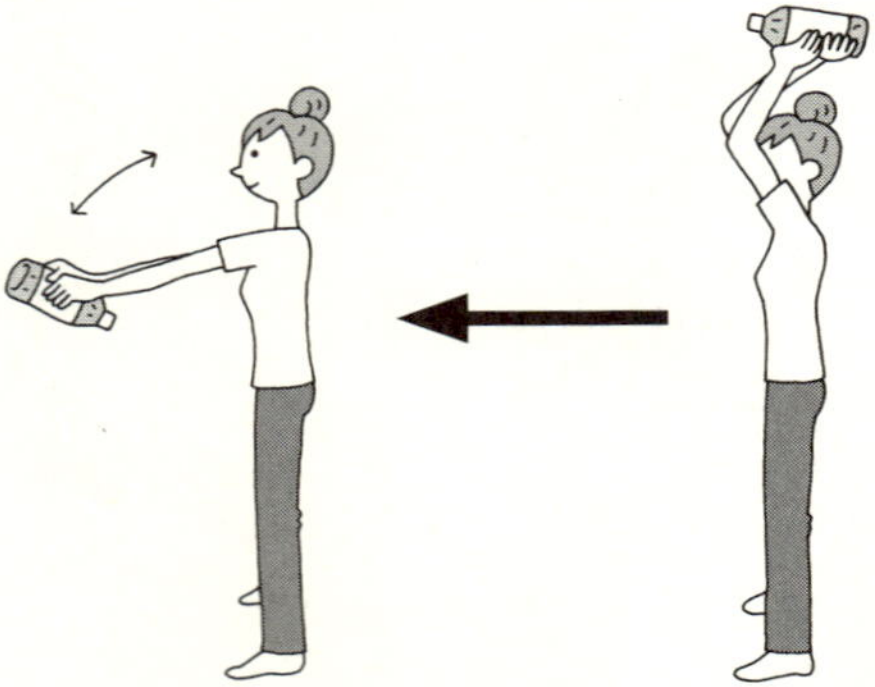

水の入ったペットボトルなど300～500ｇ程度の物を用意。下図のように上から手を交差させてペットボトルを持ち、足を腰幅くらいに開いて立つ。肘を軽く曲げて、手を頭上に上げる。姿勢は保持したまま、腕を振り下ろし、肘が伸びきったところで急停止。このとき、首の位置は後ろへ、背筋がよく伸びた状態を作ることがポイント。再び腕を頭上に上げては振り下ろす、という動作を自然に呼吸しながらテンポよくくり返す。
１セット10回として３セット。慣れてきたら重さやセット数を増やしていく。

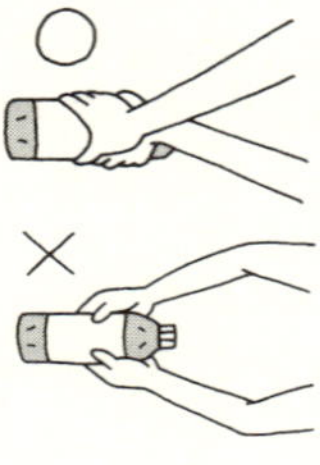

ペットボトルの持ち方

手を交差させて、必ず上から持つようにします。
水を入れたペットボトルでは重すぎる場合は、雑誌を丸めて使ってもかまいません。

骨盤のゆがみ

お尻歩き　前進、後退各30秒

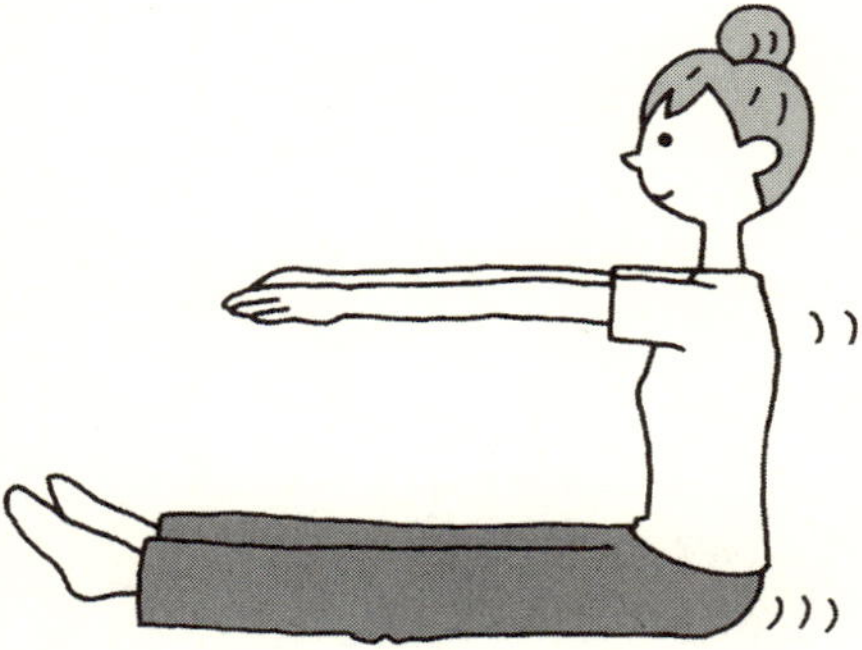

床に座り、首、背中を起こして真っ直ぐに立て、脚をそろえて伸ばす。腕は、手のひらを下に向け、胸の前に伸ばす。
この姿勢で、左右の股関節を交互に前に出すようにして前進。
同じ要領で、元の位置まで後退する。
前進、後退、それぞれ30秒を目安に行う。

土踏まずをもみほぐす

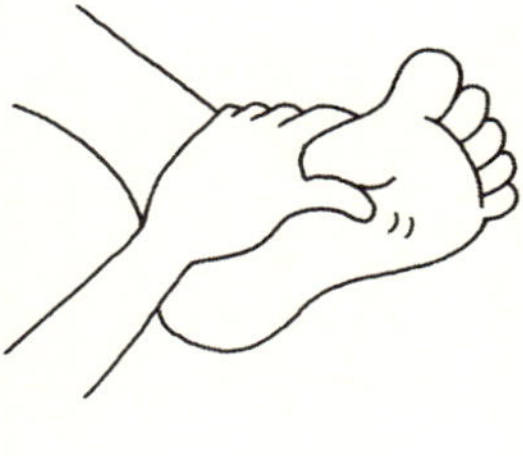

骨盤のゆがみは、股関節からはじまる脚にも影響。腰痛のある人は、足底アーチが扁平になり土踏まずの痛みも伴うことが多いものです。一日の終わりには、親指の腹でよくもみ、足底筋《そくていきん》の緊張をほぐしておきましょう。

膝引き寄せストレッチ　1分

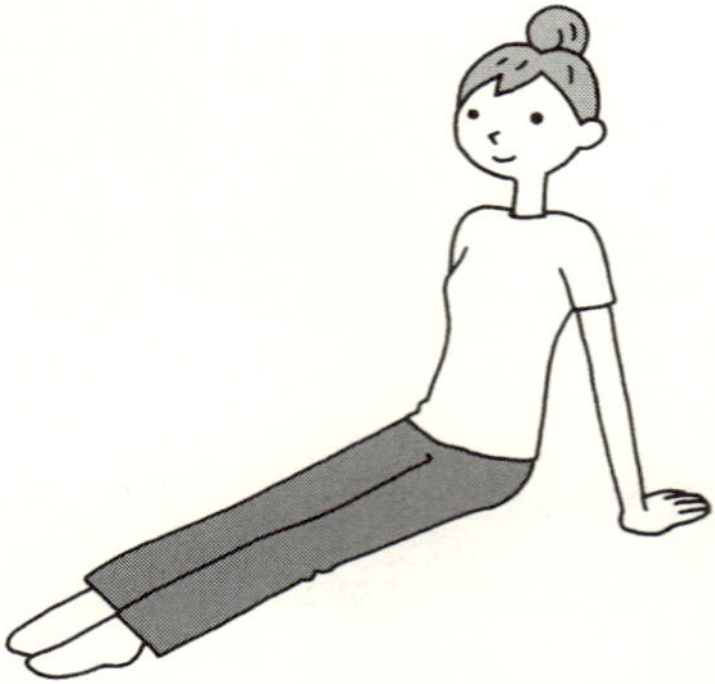

両脚を伸ばして座り、背筋を伸ばし、手を体の後方につく。

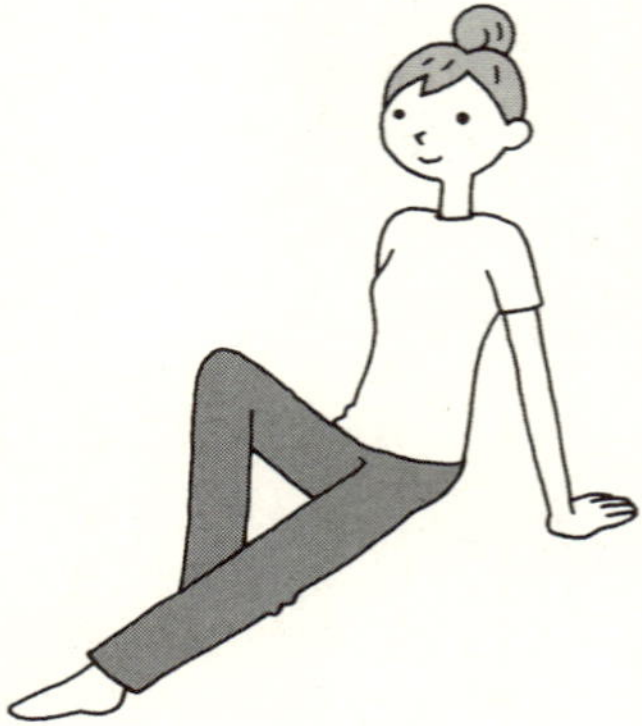

右膝を真っ直ぐ体に引き寄せる。

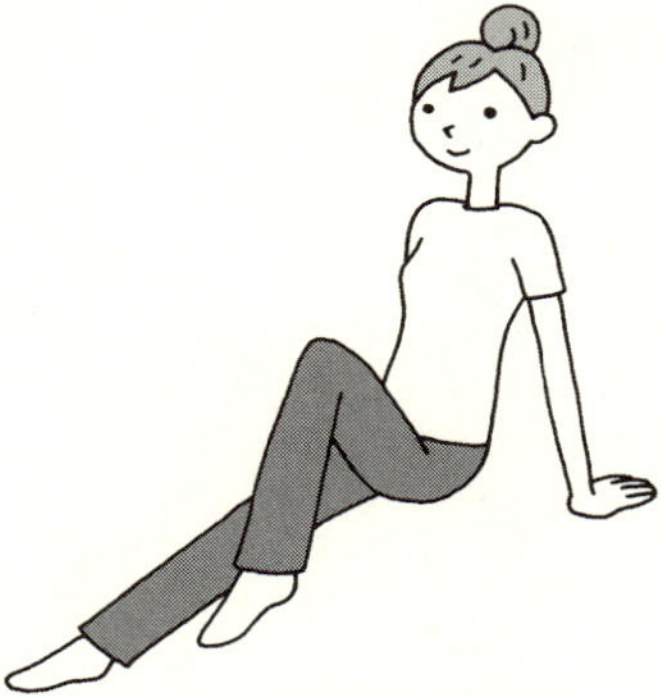

右脚を伸ばすと同時に、左膝を引き寄せる。

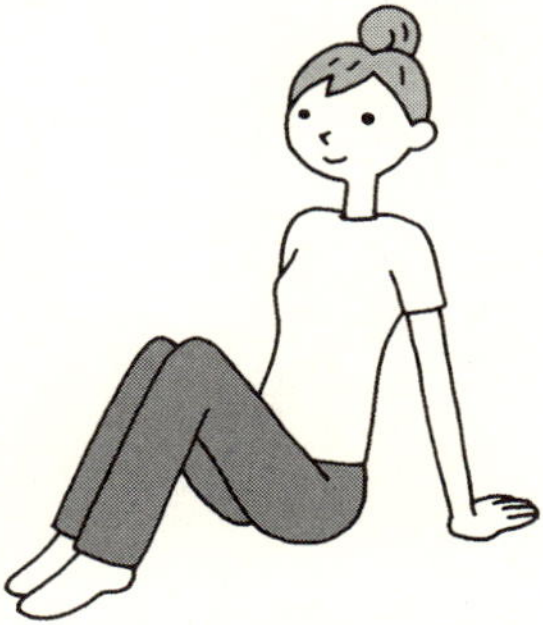

左脚を伸ばしたら、今度は、両膝を同時に引き寄せる。

以上の動作を連続して、１分ほどくり返します。腹直筋《ふくちょくきん》や腹膜を刺激し、便通を促す腸の蠕動《ぜんどう》運動を促進。腹筋と背筋を強化し、下がった内臓を正常な位置に戻す効果もあるので、胃もたれ、胃下垂、消化不良など消化器系の不調が気になる人にもおすすめです。

腰ローリング

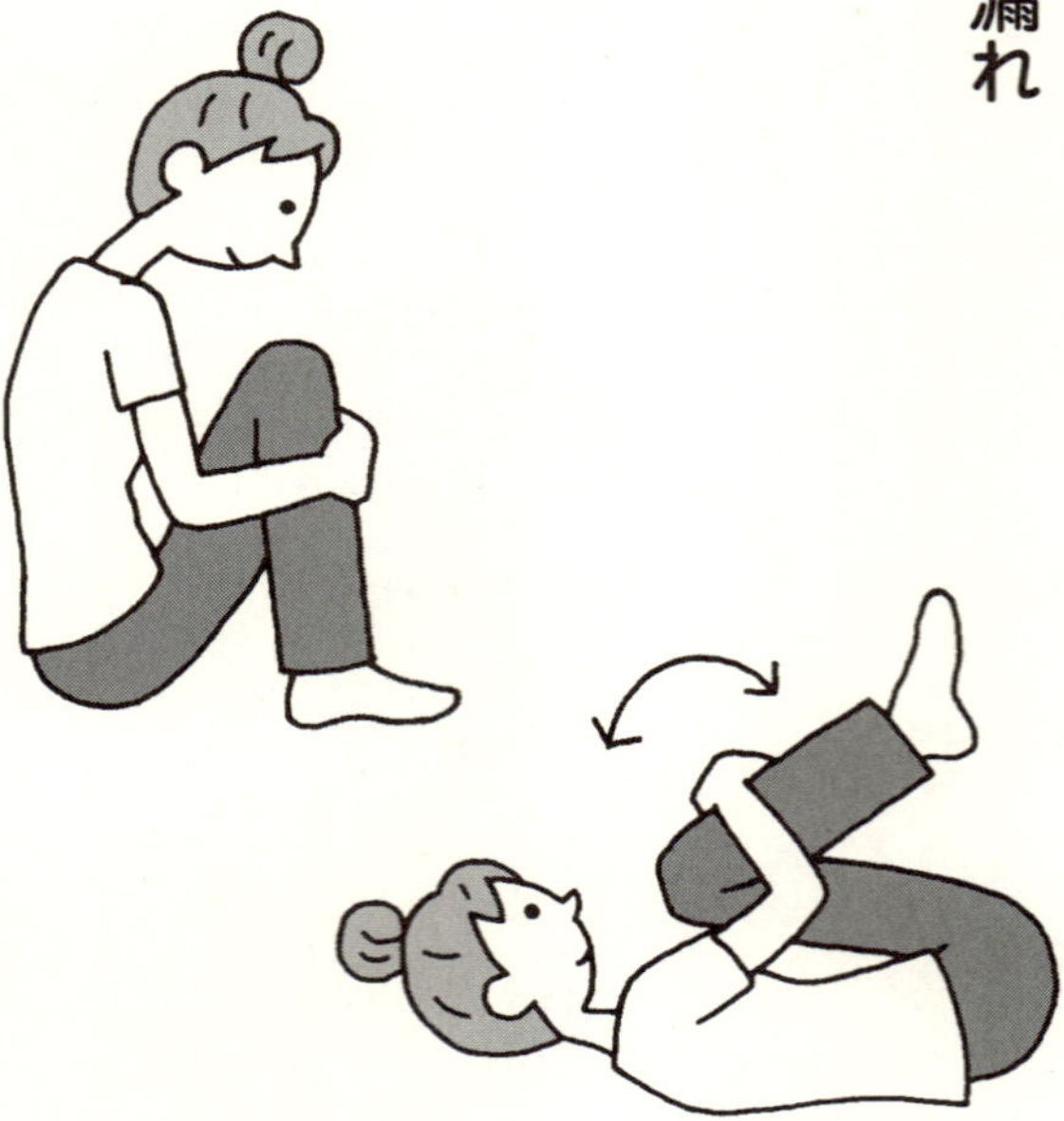

膝を抱えて床に座り、背中を丸めて、あごを膝に近づけます。この姿勢のまま、後ろに体を倒し、反動で起き上がる、倒れるという動作を30秒ほどくり返します。
"ゆりかご"のように体を転がし、自分の体重の重みで背中をマッサージして膀胱まわりの筋肉を刺激します。
背中が硬くなっている人は、最初の姿勢でもきつく感じることが。その場合は、最初の姿勢で、肛門を締め、自然に呼吸しながら30秒静止するだけでもかまいません。

背中を伸ばす

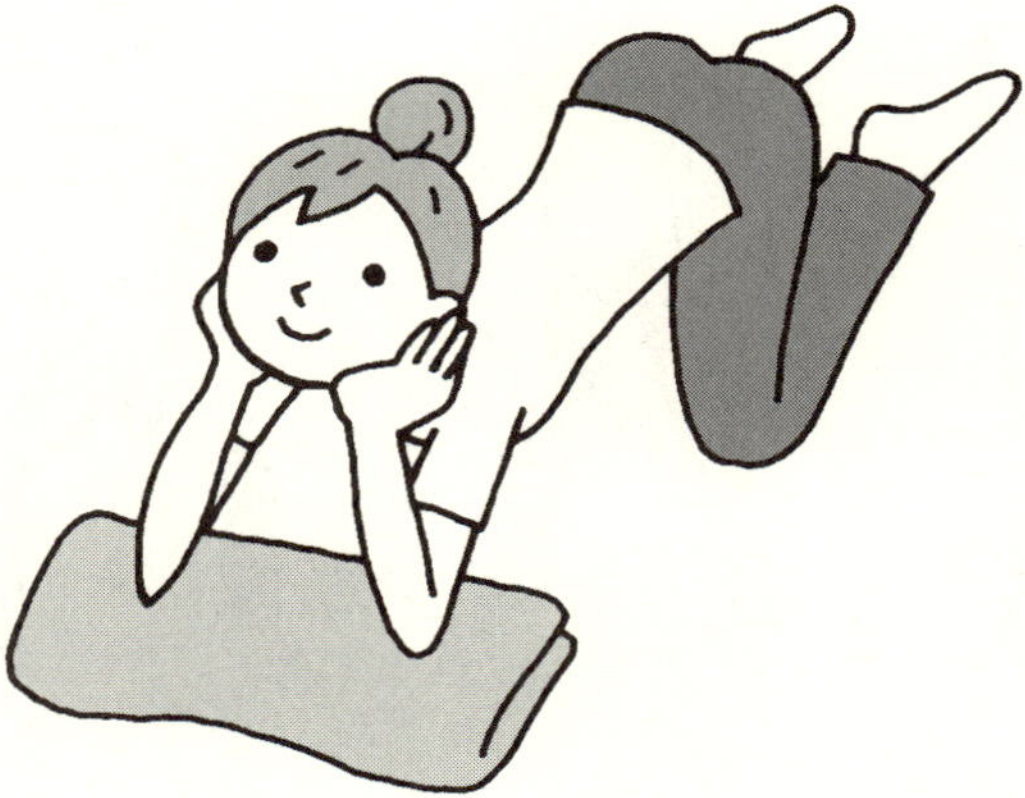

床に両膝をつき、肘の下にタオルなどをあて、ほおづえをつきます。この姿勢で、仙骨を締め、30秒ほどゆっくりと深呼吸をくり返しましょう。仙骨を意識して、腰をなるべく反らせないようにすることがポイント。とくに、息を吸うとき、肛門を体の中に吸い込むようなイメージでキュッと力を入れるとより効果的です。

スクワット

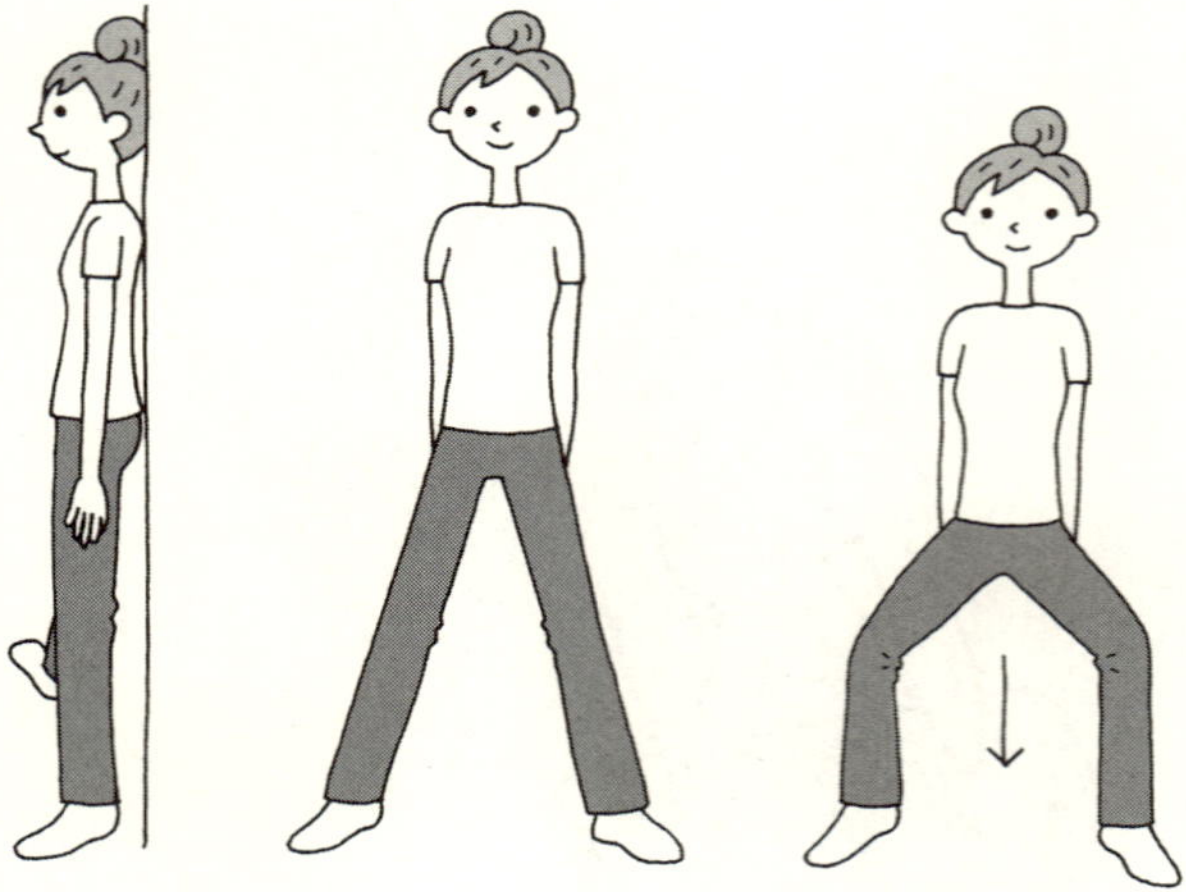

壁を背にし、足を肩幅の2倍くらいに開いて立つ。つま先と膝を外側に向け、腕は体側に自然に下ろすか、腰にあてる。
静かに息を吐きながら、ゆっくりと腰を真下に下ろしていく。上体が前傾せずに腰を下ろせる位置まできたら、ゆっくりと息を吸いながら最初の姿勢に戻る。
背筋を真っ直ぐに伸ばし、仙骨を締めた状態で、5～8回くり返す。
深く腰を下ろすことよりも、つま先と膝が同じ方向（外側）に向いたままできる位置まで下ろすことが大切です。

毛管運動

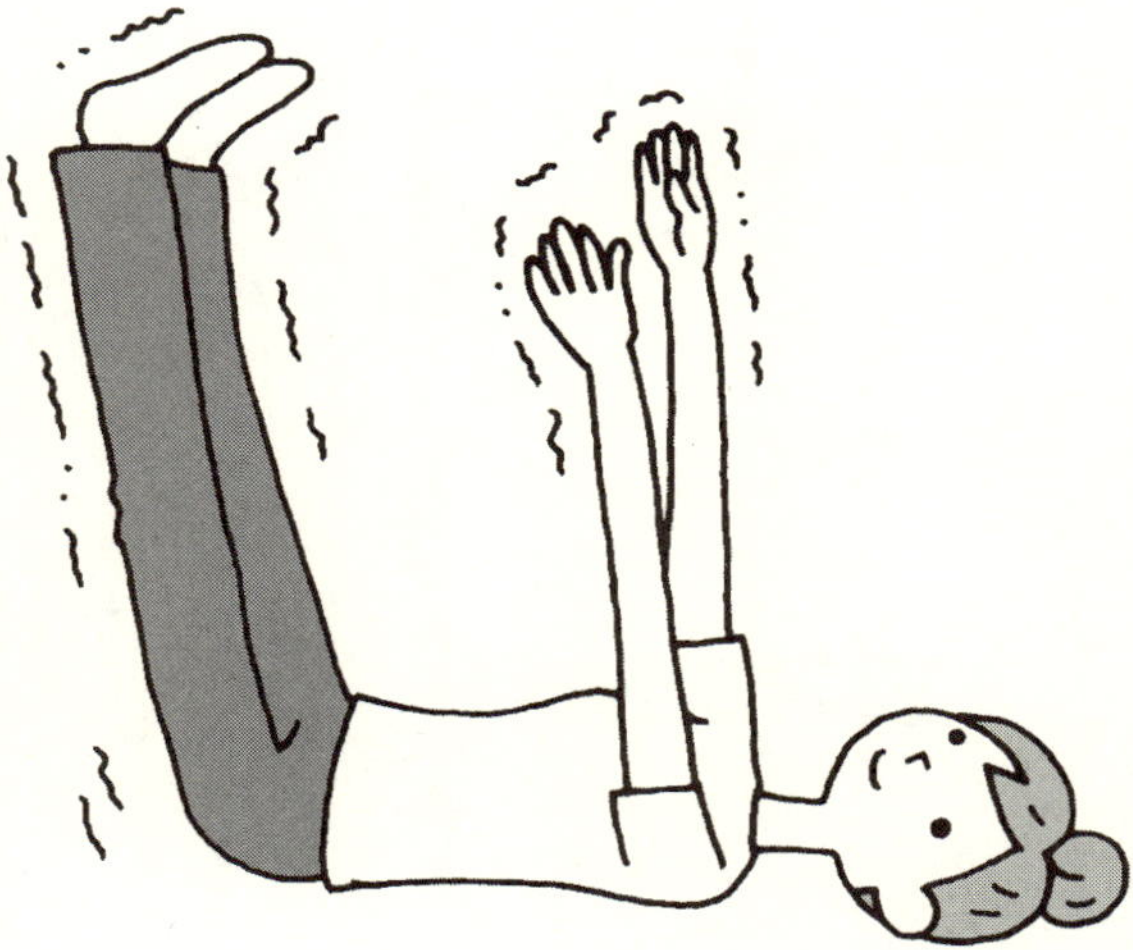

重力によって体の末端に停滞しやすい血液やリンパ液の流れを促す動作です。

床に仰向けになり、手足を体と直角になるように真上に伸ばし、細かく振動させます。1回1分ほど、朝晩に行うとよいでしょう。

太もも前面のストレッチ

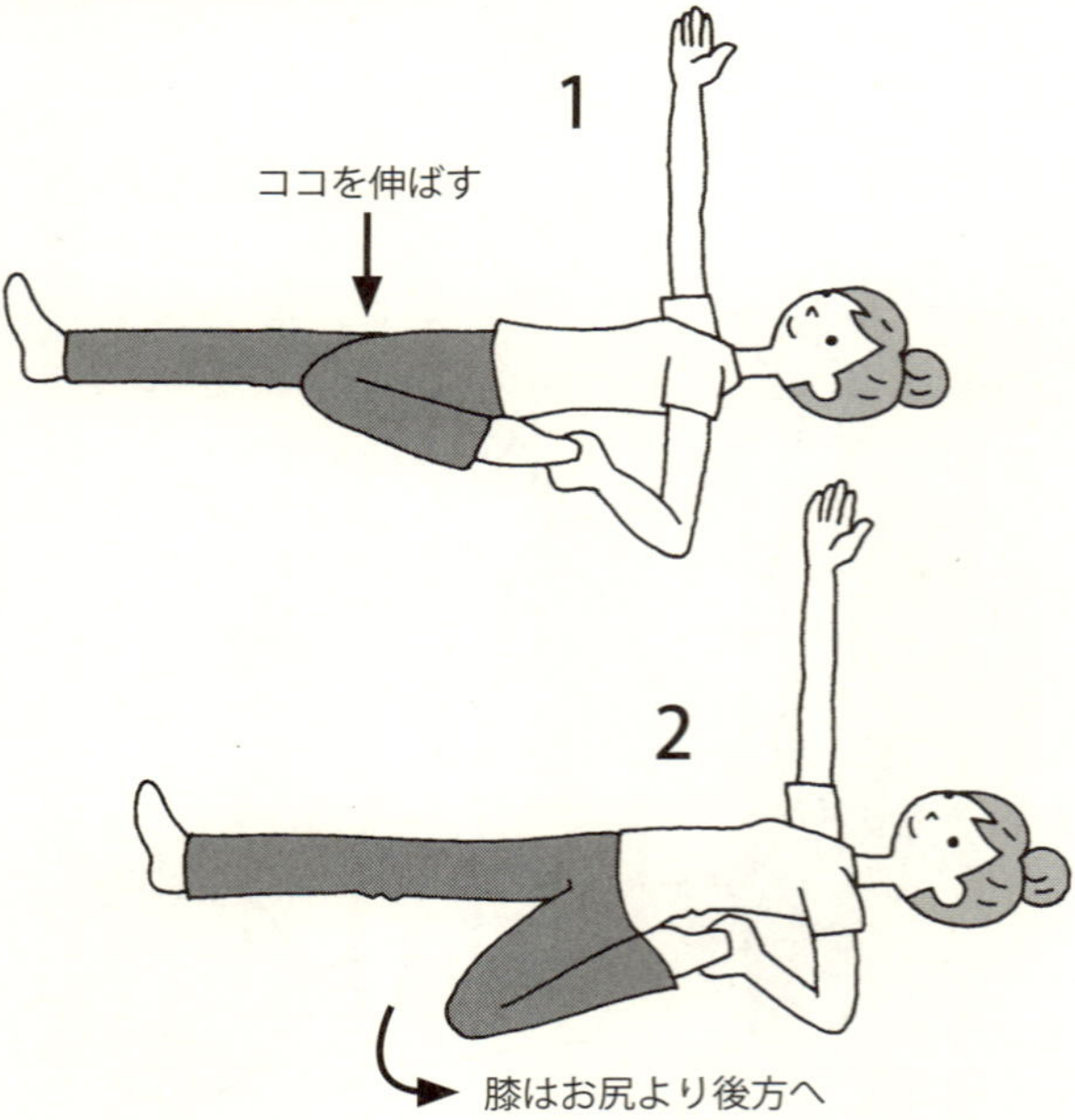

横向きに寝て、上になった膝を曲げ、同じ側の手でつま先をしっかりと持つ。下側の腕は、肩の位置か頭上に伸ばす。
手でかかとをお尻に押し付けながら、膝を後方に突き出し、股関節から太もも前面を伸ばす。自然に呼吸しながら10秒静止。
向きを変えて同様に行う。
股関節をしっかり伸ばすためには、上側の膝がお尻よりも後方にある状態で行うのがポイント。また、股関節を伸ばすことだけに注意がいき、腰が反ってしまうとストレッチ効果が半減します。

膝の上げ下げ　8回

肥満・足腰の筋力低下

1

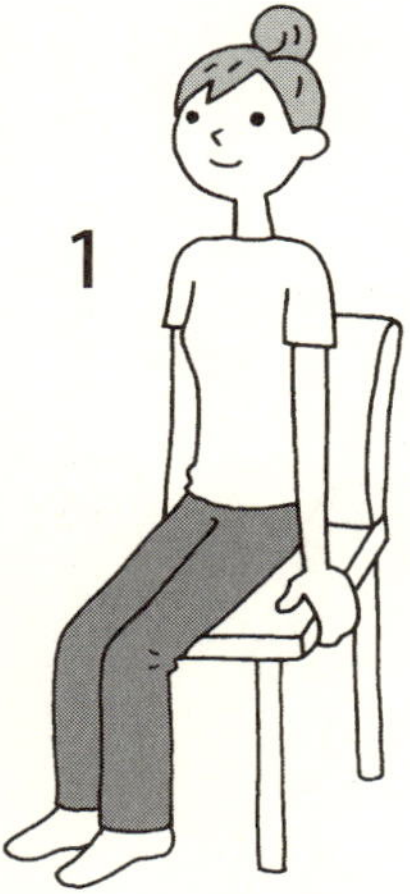

椅子に深く腰掛ける

2

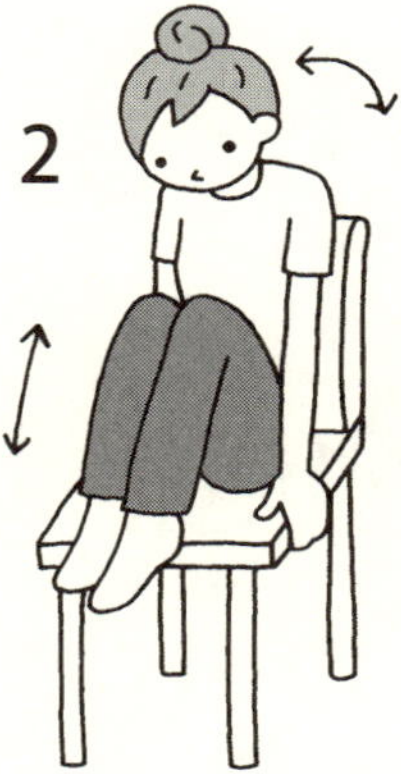

お尻はついたまま膝の
上げ下げをする

①背もたれのある安定した椅子を使って行います。
背筋を伸ばして、深く腰掛け、両手で座面をしっかりとつかむ。
②息を吐きながら、両膝をそろえたまま、胸につけるような感じで引き上げ、同時に、上体を少し前傾させ下腹部に力を入れる。
お尻を座面につけたままできる位置まで膝を持ち上げたら、息を吸いながら最初の姿勢に戻る。１セット８回を１～３セット行う。

１セットを楽にできるようになったら、両足を床から少し浮かせたままで行ってみましょう。

足を左右に振る

イライラ、ストレス

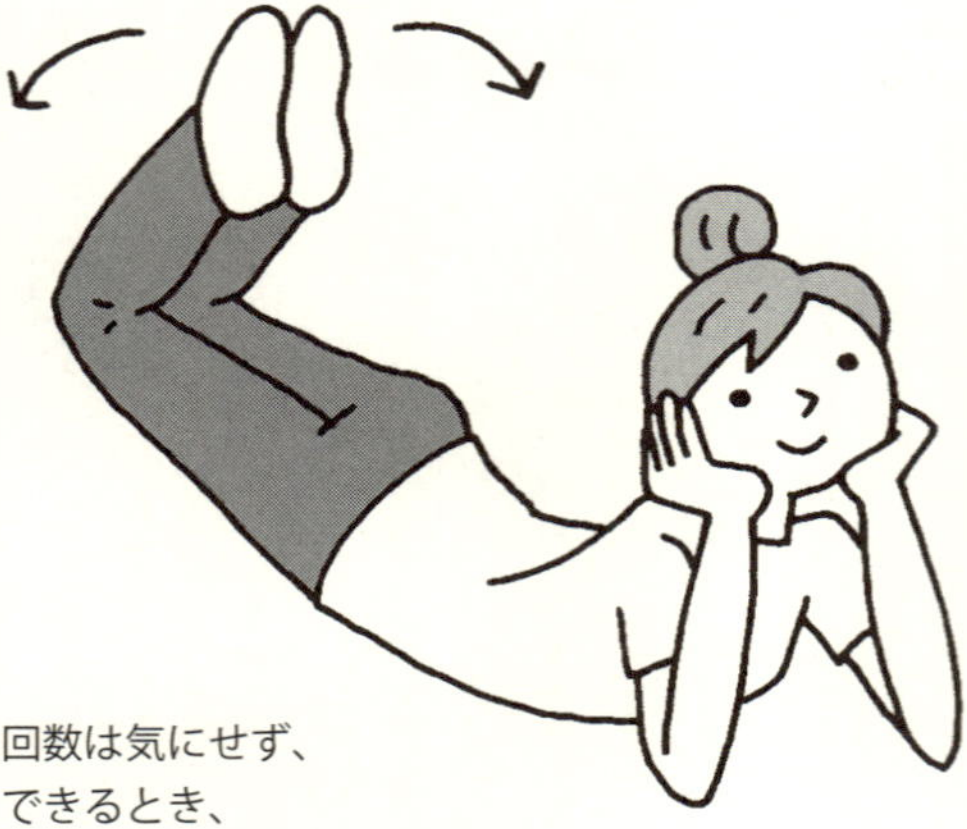

回数は気にせず、
できるとき、
できるだけ
やればＯＫ！

うつ伏せになり、ほおづえをついて頭を支え、喉《のど》を伸ばします。足をそろえて、膝の角度が直角になるくらいまで上げ、足先を左右にぶらぶらと振ります。体中の力を抜いて行いましょう。
腰の緊張がほぐれ、骨盤まわりの血行がよくなります。また、ほおづえをつくことで、喉にある甲状腺や頭部にも刺激が加わり、目の疲れ、神経の緊張をほぐす効果も。

止めの呼吸

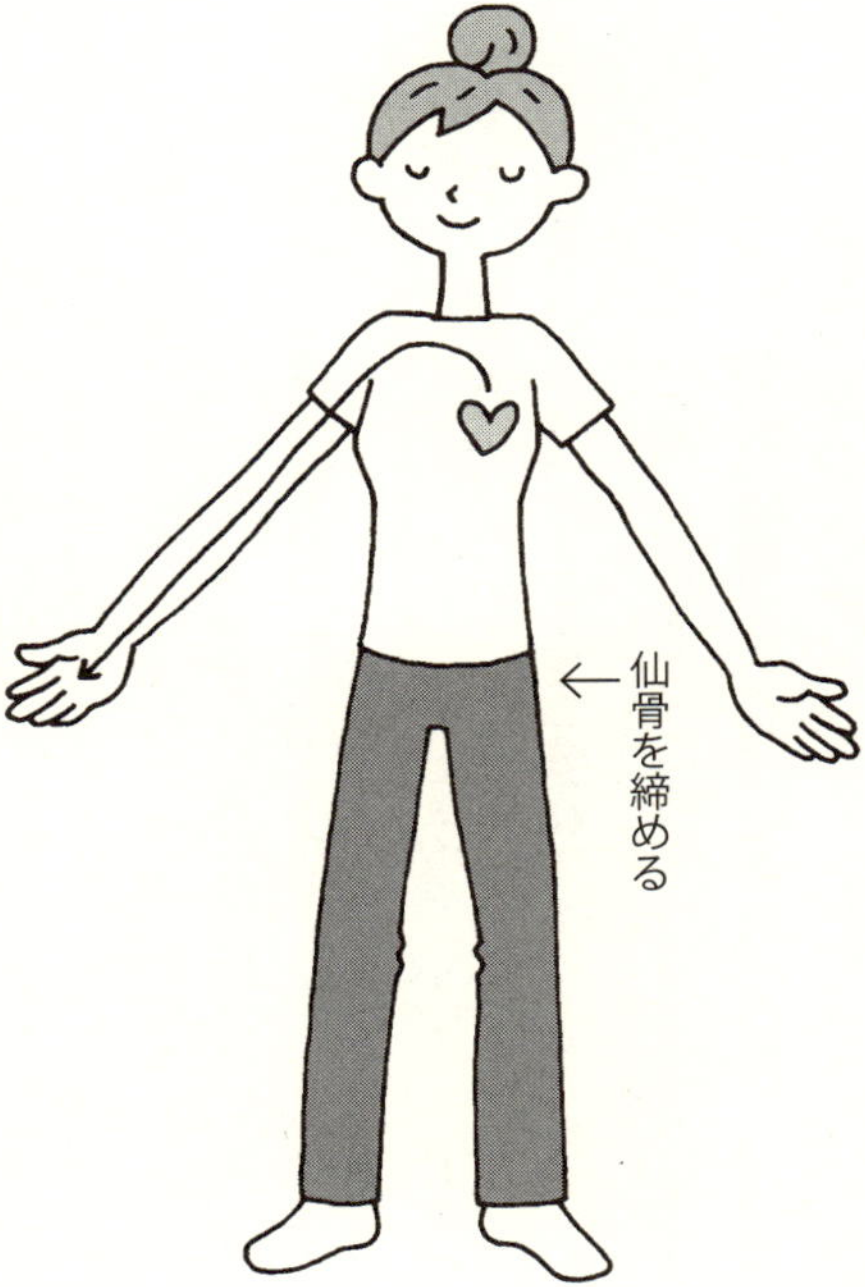
首、背中は真っ直ぐに
血液が全身を駆け巡るイメージ

精神的な緊張を解き、集中力を高める効果のある呼吸法です。やり方は、鼻から５秒吸って、下腹に力を入れて５秒息を止め、10秒かけてゆっくりと少しずつ鼻から息を吐く、というもの。吸うときに、手足の指先から血液を心臓へ引き寄せ、吐くときは、心臓から手足の指先に血液を送り出す、というイメージで行うとよいでしょう。

もっと知りたい「仙骨のコツ」Q&A

Q どれくらい続ければ効果がでますか？

**A 軽い痛みなら即効性あり！
慢性的な腰痛は1～2ヵ月を目安に。**

体のゆがみの程度、筋肉の状態、生活習慣などは人それぞれで違うため、効果には、どうしても個人差があります。1～2ヵ月続けても、まったく効果が感じられない場合は、骨格のゆがみ以外に腰痛の原因があることも考えられますので、内科、外科ともに診察を受けられる総合病院で一度診察を受けることをおすすめします。

Q 長時間行えば、腰痛改善の効果も早くあらわれますか？

A 少しずつでも毎日継続することが大事。

体のゆがみは、いわば〝寝グセ〟のようなもの。朝起きたら髪をとかして整えるように、体のゆがみも毎日正すことが必要なのです。時間がない、疲れて早く休みたい、そんなときは1分でもOK。毎日継続することがなにより大切です。そして、「仙骨締め」に慣れてきたら、日常生活でも仙骨を意識する。これも腰痛封じのコツといえるでしょう。

文庫版あとがき

『腰痛は「たった1つの動き」で治る！』というタイトルで講談社より出版していただき早二年の月日が経ちました。正直なところ「たった一つ」というタイトルは、腰痛の原因そのものの考え方や、その人を襲っている痛みの状況を考えるとあまりにも大上段に振りかざしすぎたようで、頭を掻きたくなる思いがあります。

でも今の時代、私の理論を少しでも多くの人に実行していただくためには、多少大げさなのは致し方ないのかなと考えております。実際、私が経営するデイサービスの利用者や道場の生徒をはじめ様々な人たちに指導して、効果をあげていることは事実なのですから。

このたび、より多くの人に読んでいただき実践していただくために、文庫という、より手に取りやすいかたちにしていただくことになりました。

単行本が出版されてから、腰痛に関するデータや理論は日々変わり、医学界でも色々な解釈が出回っております。しかし痛みを抱えている当事者にしてみるとそのような理論などはどうでもよく、「ただただ痛みをなくしたい」、それだけです。

現在、腰痛をなくすために医療の現場で行われることは主に「(薬を) 飲む」「貼る」「注射」「切る（手術）」の４つです。その補助として「安静」「筋力のアップ」「温める」「冷やす」などが行われます。「飲む」「貼る」や「安静」「筋力のアップ」「温める」「冷やす」までは大きな失敗はないので良いのですが、「切る」にいたっては失敗ではすみません。

あなたの周りにも「切ったがひどくなった」「切る意味がなかった」という人がいると思います。どこまで信用できるかはわかりませんが、「腰痛に関して行われる手術の半分は必要のないものである」というアメリカのデータもあります。実際は、必要な手術も多いでしょうが、意外と説得力のある数字かもしれません。

手術をするほど悪くなる前に、少しの努力で、良くなる可能性があるのであれば、それは試してみる価値があるのではないでしょうか？

ぜひ、この本の方法を試してください。後悔しないために。つらい痛みから解放される、そのキッカケとなってくれれば、望外の幸せです。

最後にこの本を出すにあたり尽力していただいた、講談社の藤枝さんに心より感謝いたします。

吉田　始史

本書は2011年4月に小社より刊行された、『腰痛は「たった1つの動き」で治る!』を文庫化したものです。

吉田始史―日本武道学舎学長。1959年、北海道焼尻島生まれ。
15歳より空手を始め、その後、合気道、剣道などあらゆる武道を修める。長年の修練を通して導き出した、あらゆる身体運動を解析する「運動基礎理論」を提唱。現在は札幌で「デイサービスがまの穂」も主催。その独自の理論を取り入れたケアでも好評を得ている。著書に『仙骨姿勢講座』(BABジャパン)、『腰まくらダイエット』(KKベストセラーズ)、『首・肩・ひざの痛みは「たった1本のタオル」で治る!』(講談社)などがある。
高松和夫―高松内科クリニック院長。1976年、北海道大学医学部卒業後、北大病院精神科、市立小樽第二病院、勤医協札幌丘珠病院、平松病院、恵佑会札幌病院勤務を経て、1990年に高松内科クリニックを開業し、現在に至る。

講談社+α文庫 腰痛《ようつう》は「たった1つの動《うご》き」で治《なお》る!

吉田《よしだ》始史《もとふみ》 高松《たかまつ》和夫《かずお》=監修

2013年4月22日第1刷発行

発行者――鈴木 哲
発行所――株式会社 講談社
東京都文京区音羽2-12-21 〒112-8001
電話 出版部(03)5395-3529
販売部(03)5395-5817
業務部(03)5395-3615
カバーイラスト―浅妻健司
本文イラスト――水口アツコ
デザイン――鈴木成一デザイン室
本文データ制作――朝日メディアインターナショナル株式会社
カバー印刷――凸版印刷株式会社
印刷――慶昌堂印刷株式会社
製本――株式会社千曲堂

落丁本・乱丁本は購入書店名を明記のうえ、小社業務部あてにお送りください。
送料は小社負担にてお取り替えします。
なお、この本の内容についてのお問い合わせは
生活文化第二出版部あてにお願いいたします。
Printed in Japan ISBN978-4-06-281514-7
定価はカバーに表示してあります。